张建忠 陈梅 李永奎 主编

新兴技术在智慧医院
工程全生命周期中的应用

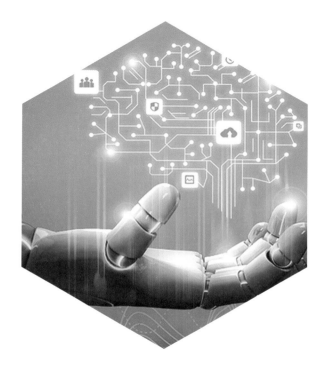

U0334209

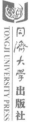

同济大学出版社
TONGJI UNIVERSITY PRESS

## 内 容 提 要

本书围绕物联网、人工智能、5G 通信、大数据、云计算、区块链和建筑信息模型（BIM）等新兴技术在智慧医院工程全生命周期中的应用，从技术概述、应用调研和应用场景三个方面进行描述，为医院建设和管理者提供实践指导，尤其对当前智慧医院的建设具有指导价值，且提供了典型应用场景展示，具有较强的实用性。

本书主要面向医院管理者，也可供相关行业的从业人员学习和参考。

**图书在版编目(CIP)数据**

新兴技术在智慧医院工程全生命周期中的应用 / 张
建忠，陈梅，李永奎主编. —上海：同济大学出版社，
2021.7

    ISBN 978-7-5608-9920-6

Ⅰ.①新… Ⅱ.①张… ②陈… ③李… Ⅲ.①智能技
术−应用−医院−管理−研究 Ⅳ.①R197.32-39

中国版本图书馆 CIP 数据核字(2021)第 195348 号

### 新兴技术在智慧医院工程全生命周期中的应用

张建忠　　陈　梅　李永奎　主编

**责任编辑**　姚烨铭　　　**责任校对**　徐春莲　　　**封面设计**　陈益平

出版发行　同济大学出版社　　www.tongjipress.com.cn
　　　　　（地址：上海市四平路 1239 号　邮编：200092　电话：021-65985622）
经　　销　全国各地新华书店
排　　版　南京文脉图文制作有限公司
印　　刷　上海安枫印务有限公司
开　　本　787 mm×1092 mm　1/16
印　　张　15.25
字　　数　381 000
版　　次　2021 年 7 月第 1 版　　2021 年 7 月第 1 次印刷
书　　号　ISBN 978-7-5608-9920-6

定　　价　98.00 元

# 编　委　会

主　编：张建忠　陈　梅　李永奎

编　委：（按姓氏拼音排序）

蔡国强　曹　海　曹玲燕　陈　梅　陈　睦　陈　音
陈国亮　陈海涛　陈中建　程　明　董　杰　董　军
顾向东　韩艳红　韩一龙　何清华　黄　进　黄家祥
贾　延　蒋凤昌　金人杰　乐　云　李　俊　李树强
李永奎　刘学勇　罗　蒙　马　进　梅国江　邱宏宇
邵晓燕　沈柏用　沈崇德　盛　锋　施　骞　宋　樱
田家政　王　斐　王　岚　王振荣　魏建军　吴锦华
吴璐璐　奚益群　夏　云　项海青　徐　诚　阎作勤
杨燕军　姚　蓁　余　雷　虞　涛　张　琛　张　威
张　艳　张朝阳　张建忠　张群仁　张树军　张正绵
张之薇　赵海鹏　周　晓　朱亚东　朱永松

编写小组：（按姓氏拼音排序）

安晶晶　曹玲燕　陈　梅　迟　赫　黄德强　李树强
李永奎　吕紫剑　马　进　毛思元　欧阳鹭霞　彭　华
任春春　阮丹宁　邵晓燕　沈宇杨　史雨晨　宋　雪
宋　樱　陶　麒　王　斐　王梦琪　王沁岳　薛丽娜
余　雷　张　艳　张朝阳　张建忠　张树军　张子逸
赵海鹏　赵文凯　朱　琳　朱永松　邹晓慧

参编单位：

中国医院协会

上海申康医院发展中心

同济大学复杂工程管理研究院

上海市第一人民医院

上海市第六人民医院

上海市第九人民医院

上海市同济医院

四川大学华西医院

上海申康卫生基建管理有限公司

上海科瑞漫拓信息技术有限公司

江苏达实久信医疗科技有限公司

银翼智迅医疗科技（北京）股份公司

上海威派格智慧水务股份有限公司

上海天跃科技股份有限公司

# 前言

国家第十四个五年规划和 2035 年远景目标纲要明确提出将加快数字社会建设步伐,而医疗卫生是其中的重点领域和重要应用场景。国家卫生健康委员会在2020 年 5 月下发的《关于进一步完善预约诊疗制度,加强智慧医院建设的通知》中指出,要建立医疗、服务、管理"三位一体"的智慧医院系统,进一步发挥信息技术在现代医院建设管理中的重要作用。随着物联网、人工智能、大数据、5G 通信、云计算、区块链和 BIM 等新兴技术在日常生活中的不断应用,如何正确认识新兴技术的技术优势和应用范围,并结合医院应用的场景需求,确定新兴技术的应用解决方案,提升医院精细化管理水平和患者就医体验,探索形成现代医院服务与管理模式,是医院管理领域需要研究和探索的重点。

从实践上看,不同新兴技术具有不同的发展成熟度和技术优势,不同地区、不同医院也具有不同的建设条件和实际需求,需要正确认识不同新兴技术的技术特征,并通过典型场景应用,逐步探索出新兴技术在智慧医院工程全生命周期中成功应用的最佳路径。为此,迫切需要在实践调研基础上,系统认识当前各项新兴技术的内涵、原理和应用价值,全面了解现实需求和应用现状,深入总结典型应用场景的成功经验,形成新兴技术应用的实践参考成果,供智慧医院建设的决策者、管理者和实施者借鉴。

为此,2020 年,编者承担了中国医院协会委托的重点调研项目"新兴技术在智慧医院工程全生命周期中的应用调研",并于当年完成并发布了调研报告。2021 年,在中国医院协会、上海申康医院发展中心、同济大学以及相关医院、企业的大力支持下,组成了编委会,经过进一步的论证、研讨和研究,组织编写成了《新兴技术在智慧医院全生命周期中的应用》一书。此项研究也得到了上海市"科技创新行动计划"软科学重点项目"智慧医院建设模式与关联产业链高质量发展路径研究(21692110700)"的支持。

全书分为三篇。第 1 篇为技术篇,从起源与内涵、基本原理、应用价值和典型应用等四个方面介绍了物联网、人工智能、大数据、5G 通信、云计算、人脸识别技术、智能机器人、虚拟现实与增强现实、区块链和建筑信息模型(BIM)技术等目前主流的前沿新兴技术。第 2 篇为现状篇,主要通过调研对新兴技术的应用现状进行了分析,并提出了应用建议。第 3 篇为场景篇,重点展示了智慧手术部、智慧物流、智慧水系统、智慧安防及智慧病房等典型技术应用场景,具体介绍了各应用场景的现状、系统设计、新兴技术应用和未来发展趋势等内容,以期为读者提供系统而全面的实践参考。

新兴技术在快速发展,一些突破性创新技术也在不断涌现,随着这些技术的不断应用,新的问题也会不断出现,需要不断研究、不断探索和不断总结,希望本书能起到抛砖引玉的作用。同时,由于新兴技术涉及范围广、专业性强,本书如有不妥之处,欢迎广大读者批评指正。

编 者

2021 年 9 月 10 日

# 目录

## ⊡ 第1篇 技 术 篇

## ⊡ 第2篇 现 状 篇

## ⊡ 第3篇 场 景 篇

# 第**1**篇
## 技 术 篇

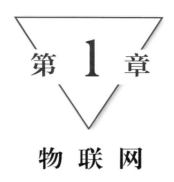

# 物 联 网

## 1.1 起源与内涵

物联网是新一代信息技术的重要组成部分,被称为继计算机、互联网之后,世界信息产业发展的第三次浪潮。运用物联网进行业务开拓与应用开发是物联网发展的核心,以用户体验为中心的应用创新是物联网发展的灵魂。最早的物联网(Internet of Things,IoT)实践可追溯至施乐公司(Xerox)在 1990 年推出的网络可乐贩售机。此后不久,比尔·盖茨(Bill Gates)1995 年在其《未来之路》一书中也提到了类似物联网概念的"物物相联",但由于当时的无线网络和传感器等硬件设备发展不成熟,没有受到广泛的重视。1999 年,美国麻省理工学院(MIT)成立了自动识别中心(Auto-ID),其创始者之一的凯文·阿什顿(Kevin Ashton)提出"万物皆可通过网络互联",首次明确地阐释了物联网的概念和含义,即物联网是一种依托射频识别技术(Radio Frequency Identification,RFID)的物联网络。

2004 年,日本总务省提出了"u-Japan 战略",该计划的愿景是将日本建设为一个任何人或物体都能随时随地互联互通的网络社会,真正实现人与人之间、人与物之间,以及物与物之间的连接。2005 年,信息社会世界峰会(World Summit on the Information Society,WSIS)第二阶段峰会在突尼斯首都突尼斯城举行,国际电信联盟(International Telecommunication Union,ITU)在会上发布了《ITU 互联网报告 2005:物联网》。在该报告中,物联网的概念已经出现了较大的拓展,不再单纯指基于射频识别技术的物联网,更加侧重于将物体变得"智能化"。2006 年,继日本提出"u-Japan 战略"后,韩国也确立了"u-Korea 计划",旨在建立一个"无所不在的社会"(Ubiquitous Society),并加快建设各类智能型网络和新型应用,让民众能够方便地享受科技智慧服务。在"u-Korea 计划"提出后,韩国通信委员会在 2009 年出台了《物联网基础设施构建基本规划》,规划中明确提出到 2012 年实现"建成世界最先进的物联网基础设施,打造广播通信领域世界领先的信息通信技术强国"的目标。2009 年,奥巴马在就任美国总统后,将物联网列为与新能源并列的振兴经济两大"武器"之一,从此物联网上升为美国国家战略。与此同时,欧盟也在 2009 年发表了"欧洲物联网行动计划",宣布加强对于物联网的管理,加快推进物联网的发展。

自 1990 年发展至今,物联网的内涵逐渐清晰了起来。物联网,即通过射频识别技术、全球定位系统、激光扫描器和红外感应器等传感设备,按照约定好的协议,将人、物、控制器和传感器等连接在一起,实现"人—物"相联、"物—物"相联,进行信息的传输、交换与通信,以实现识别、定位、跟踪、监控与管理,形成可以信息化、智能化的网络。物联网是"物物相联"的互联网,是在以互联网为核心的基础上延伸和拓展形成的网络,其包含了互联网内的所有资源,兼容互联网的所有应用。

## 1.2 基本原理

物联网是一个综合性的信息系统,其组成是非常庞大和复杂的。一般来说,物联网的整体框架体系包括三个部分:感知层(底层)、网络层(中间层)和应用层(顶层)。三个层次各自负责不同的任务,并协同工作组成完整的物联网体系,任何一个环节出现问题都将导致物联网体系的瓦解。感知层在三个层次中是最基础的一环,同时也是最核心、最重要的一环。感知层通过各类传感器,感知环境、物体、行为等"物"的状态,进行数据采集、加工及转换,并将处理完成的数据传输至网络层。感知层主要由各类传感器、传感网络、数据处理工具组成,其中传感网络主要使用短距离通信技术,如低功耗广域网(Low Power Wide Area Network,LPWAN)、蓝牙(Bluetooth)技术、紫蜂(ZigBee)技术和 RFID 技术等,短距离通信技术是将数据传输至网络层的关键;数据处理工具主要指协同处理信息系统,对数据进行汇总和处理,以降低数据冗余,提高综合度。

网络层在整个物联网框架体系中处于中间的位置,起到承上启下的作用,通过长距离传输,对从感知层获得的数据进行传输和交换,最终将数据信息传输至应用层,为各大物联网应用服务提供有力的支撑。网络层中进行数据传输的方式有无线通信传输、有线传输、网络传输等,其中,网络传输主要包括局域网、企业内网、互联网和专用通信网等网络。

应用层处于物联网框架体系中的顶层,面向用户,为用户提供着大量、丰富且实用的服务。应用层从网络层接收数据后,将根据具体应用场景,对数据进行有针对性的处理,使得数据与具体的应用相结合,并为之服务。目前,较为成熟的物联网应用主要包括:智慧物流、智能制造、智能医疗、智慧建筑和智能家居等。除此之外,用户也可以在终端定制自己所需要的服务,实现应用层的"私人定制",同时为物联网应用拓展出更大的可能性。

在物联网体系的各个层次之中,数据信息并不是始终自下而上单向传递的,根据应用场景不同,既可以进行交互,也可以对"物"进行控制。尽管不同的物联网应用所能实现的功能差别巨大,但就其本质而言,每个应用的框架体系都离不开感知、网络和应用三大层次。因此,目前各个领域的物联网应用都必须基于这三大层次进行构建。

## 1.3 应用价值

物联网最终要实现的愿景是任何人和事物都能随时随地互联互通,这不仅能够使生活变得更加便捷、安全、健康,还能够节约资源,保护环境,带动经济发展。物联网时代的到来将给人类社会带来巨大的改变。如今,在很多行业领域都可以看到物联网的足迹。例如,随着网购、快递、线上零售的快速发展,人们的生活方式相较于以前发生了很大的变化,足不出户就可以购买到全世界的商品。物流作为整个供应链中最重要的一个环节,也随之发展壮大了起来。尤其是将物联网技术引入物流环节后,已建立起便捷高效的物流信息系统、智能物流管理系统,能够实现在整个商品流通过程中对商品进行有效的追踪、溯源和防伪,避免了商品的遗失或调包,在便利了人们生活的同时,也提高了网上购物的安全性。

与此同时,随着老龄化时代的到来,老年人的健康逐渐成为大众关注的焦点问题,也给医疗系统带来了更大的压力。而在医疗领域引入物联网技术,能够借助家用医疗监测与传感设备实时监测老人的生理指标,一旦指标出现问题,监测传感设备将会立即报警,通知亲属或相关医疗机构及时处理紧急情况,保障老年人的生命安全。

此外,在电网系统中引入物联网技术,能够实现对电力终端的智能监控,高效管理电力资产,提高能源的利用率。对于个人来说,智能家用电器的逐渐推广,使得远程控制家用电器成为可能,用户通过移动终端可随时设置家用电器的开关状态,并可设置定时开关,减少了家用电器不必要的开启时间,节约了电力资源。

智慧城市是物联网应用中的"大型应用",智慧城市是指利用各种新兴信息技术,促进城市的规划与建设,提升资源的运用效率,优化城市的管理和服务。物联网技术在智慧城市中的应用,将会在很大程度上改善诸如交通拥堵、安全隐患、环境污染的"城市病",改善城市居民的生活质量。

另外,物联网技术在大幅降低设备个别运算和数据储存成本的同时,也在不断催生新的应用场景与服务,拉动传统产业转型升级,促进和优化产业之间的资源配置。同时,物联网应用创新使得市场需求与供给发生变化,促进了产业结构的调整,使其逐渐趋向合理化,最终带动经济的良性发展。

最后,物联网几乎可以把任何物体的属性、状态、行为转化为与该物体有关的数据信息,并通过对于数据信息的收集、分析与解读,能够促使"信息价值闭环"的产生,即收集到的数据信息能够被应用于预测未来物理世界所发生变化的趋势,以便人们更好地应对将要发生的变化,或在一定程度上通过影响当下的行为使未来朝着更好的方向发展。

## 1.4 典型应用

### 1) 智慧物流

智慧物流是指在整个物流的仓储、运输、配送等各环节中,以物联网、大数据、人工智能等新兴信息技术为基础,实现全面感知、追踪、分析和处理等功能,以极大程度降低物流的运输成本并提高运输的效率,同时提升物流行业的自动化、数字化、智能化和集成化水平。智慧物流的应用点主要包括:智能物流管理系统、货物防伪溯源系统、移动物流支付系统等。

智能物流管理系统由硬件和软件两部分组成,其中硬件主要为车载终端硬件设备,软件主要为控制中心软件系统,能够实现物流运力分析、物流实时调度、配送车辆监控、配送线路规划和配送货物追踪等功能,整体提升了现代物流服务水平。货物防伪溯源系统采用二维码技术,将二维码作为货物的唯一身份标记,系统通过建立、管理、发放和检验货物二维码,可以实现将货物及产品的生产信息、包装信息、质检信息和物流信息与二维码绑定,最终实现产品的防伪与溯源功能。

移动物流支付系统通过移动通信网络,以及无线 POS 机,能够实现物流费用实时收取,在一定程度上解决了快递配送"到付"情况下找零不便、资金回笼时间长、收费纠纷等问题。此外,移动物流支付系统还可以通过无线 POS 机,实现客户资料管理、结算管理、配送员工作记录追踪及物流订单派发等功能。

## 2）智能家居

智能家居是指利用物联网将家用电器通过网络连接在一起，用户可通过移动终端，实现对于家用电器的远程控制，该技术应用提高了居家生活的舒适性与安全性，同时也节约了能源消耗。智能家居的应用点主要包括：智能安防、智能照明、智能能源管控和智能环境监测等。

智能安防系统将各类传感器与移动终端相连接，当发生紧急情况时，通过声光报警，或利用短信、电话、邮件等形式通知用户，以便用户及时处理紧急情况，避免人身伤害或财产损失。智能照明系统可实现家用照明灯具的定时开关、智能感应、远程遥控，在方便用户生活的同时还节省了电能消耗。智能能源管控系统可以记录家用电器能耗数据，统计一定计算周期内家用电器能耗总量，使用户了解家用电器能耗情况，帮助用户改善家庭用电结构，避免不必要的能源消耗。

智能环境检测系统可实时监测家庭居住环境，包括环境温度、空气湿度、有害气体浓度等指标，并将监测数据实时反馈至用户移动终端，同时在指标超过规定限值后自动报警，为用户营造安全、健康的居家生活环境。

## 3）智能交通

智能交通系统将传感技术、车载无线通信技术、电子控制技术等新兴技术与整个交通运输体系相结合，旨在实现交通智能化，保障道路交通安全，提高交通运行效率，并降低能源消耗，减少环境污染。智能交通的应用点主要包括：智能公交、智能诱导、车辆监控等。

智能公交通过实时跟踪公交车辆位置及运行时间信息，有效帮助乘客了解车辆到站时间，使乘客能够提前安排出行计划，减少在公交车站的候车时间，优化乘客乘坐公共交通出行的体验。智能诱导通过监测道路交通实时拥堵状态，为出行者规划出最优线路，在帮助车主更快到达目的地的同时避免拥堵路段拥堵情况的加剧，即通过"诱导"车主的出行行为，实现车辆在各路段的合理分配，在整体上有效降低道路交通的拥挤程度。

车辆监控系统能够对运输危险品的车辆、出租车或网络运营车辆进行监控，避免运输安全事故或是乘车人人身安全事故。车辆监控系统对于危险品运输车辆的监控内容包括：货箱温度、压力、湿度及震动等，旨在根据上述指标及时发现运输车辆的安全隐患，保障交通安全以及运输货品安全。对于出租车或网络运营车辆的监控内容主要包括：计价器、车辆行驶路线、车辆运行状况，以对出租车和网络运营车辆进行规范化管理，保障乘客的人身和财产安全。

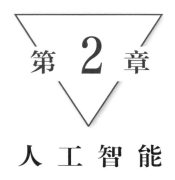

# 第 2 章

# 人 工 智 能

## 2.1 起源与内涵

人工智能（Artificial Intelligence，AI）是研究和开发理论、方法、技术及应用系统，旨在模拟、延伸和扩展人的智能的一门新兴技术科学。同时，它是一门涵盖数学、计算机科学、语言学、心理学和哲学等多个学科领域的交叉学科。人工智能企图了解智能的实质，并生产出一种新的能以类似于人类智能的方式作出反应的智能机器。简单来说，人工智能的先驱之一马文·明斯基（Marvin Lee Minsky）认为，人工智能想要实现的就是"机器能够完成一项被人类认为是智能的任务"。

应该说，人工智能与计算机的发展并非近代的突发奇想，而是人类社会的必然趋势。人工智能发展至今已有 60 多年的历史，但创造非生物智能（即"人工"智能）的想法可以追溯到几千年前，早在古希腊就有过对"智能"本质的讨论。但真正付诸实践是始于 20 世纪 40 年代左右。1936 年，英国数学家艾伦·图灵（Alan Turing）在关于理想计算机的论文中提出图灵机模型，并在 3 年后为英国政府研制了一台名为"Bombe"的密码破译机，它能够破译第二次世界大战中德军使用的英格玛密码，这在以前是连最优秀的人类数学家都无法完成的任务。大致在同一时间，美国科幻小说家艾萨克·阿西莫夫（Isaac Asimov）发表了一篇题为 *Runaround*（《转圈圈》）的关于工程师开发机器人的短篇小说，这启发了机器人、人工智能和计算机科学领域的几代科学家，包括美国认知科学家 Marvin Lee Minsky。

随后在 1950 年，Alan Turing 发表了一篇开创性的文章《计算机器与智能》，描述了如何创造智能机器，尤其是如何测试它们的智能（即现在著名的"图灵测试"）。"Artificial Intelligence"一词正式诞生于 1956 年。在这一年夏天，Marvin Lee

Minsky 和约翰·麦卡锡(John McCarthy)在新罕布什尔州的达特茅斯学院主办了为期约 8 周的人工智能暑期研讨会(DSRPAI),即著名的"达特茅斯会议",该研讨会成为人工智能正式诞生的标志。这之后的近 20 年成为人工智能发展的第一次浪潮。这一时期人工智能领域得到了大量资助,世界各地纷纷建立起人工智能实验室,并取得了重大成果。一个典型的例子是 ELIZA 计算机程序,它是 1965 年由麻省理工学院约瑟夫·维森班(Joseph Weizenbaum)建立的世界上第一个自然语言程序。

然而,从 20 世纪 70 年代中期开始,由于技术难以解决更复杂的需求,人工智能受到严重质疑,其发展出现了停滞。1973 年,美国国会就开始强烈批评人工智能研究的高额支出。同年,英国数学家詹姆斯·莱特希尔(James Lighthill)发表了一份受英国科学研究委员会委托的报告,质疑了人工智能的乐观前景。直到 20 世纪八九十年代,人工智能才取得巨大进步。这一时期见证了人工神经网络的发展,其功能类似于人脑和计算机,具有更好的计算能力。以 1997 年 IBM 开发的深蓝机器人为例,它成为人工智能发展史上的重大里程碑。

2006 年,杰弗里·辛顿(Geoffrey Hinton)等人提出"深度学习"的神经网络,这标志着人工智能第三次发展浪潮的到来。从 21 世纪初发展至今,用计算机模拟人的思维过程和智能行为的研究得到极大推进。同时,随着信息技术的发展和互联网的普及,人工智能所处的信息环境和数据基础正在发生巨大而深刻的改变。人工智能目前已经被广泛应用于物流、数据挖掘、医疗诊断等诸多领域,遍布各行各业。其研究包括机器人、语音识别、图像识别、自然语言处理和专家系统等。

## 2.2 基本原理

IBM 对人工智能的定义为:人工智能是利用计算机和机器来模仿人类思维的问题解决和决策能力。作为一门严谨科学,人工智能实质上是通过计算机代码实现的。其中的算法技术某种程度上借鉴了对人类和动物大脑的研究,如人工免疫系统、遗传算法、蚁群优化和人工蜂群算法等,它们都旨在创建基于输入数据进行预测或分类的专家系统。正如上文所说,人工智能想要实现的就是"能够完成一项被人类认为是智能的任务"的机器。

然而,机器不同于人类。人类识别事物的能力源于上亿年的进化过程,而这些事物对计算机来说仅仅是一串毫无意义的数据。机器认识世界的方式只能通过算法和数据来构建模型,从而获得简单的感知和判断能力。因此,现代很多人工智能系统通过建立类似于生物神经元的人工神经网络,来实现对人类思维的模仿。这些人工网络可以通过修改单元间的连接来学习经验,包括模式识别、语言翻译、简单的逻辑推理,甚至创建图像并创造新的想法。所有这些都仅仅通过一组编码程序以惊人的速度发生,运行这些程序的神经网络具有数万单位和数十亿的连接。而智能就源于这些大量简单元素的交互。

目前,人工智能主要包括机器学习和深度学习领域,而实际上机器学习又包含深度学习,后者是对前者的延伸和扩展。从机器学习到深度学习,数据集更大、自动化程度更高,对人工干预依赖更少。这里以其中一种方法,即卷积神经网络为例说明人工智能的运作机制。

卷积神经网络由输入层、输出层和各种隐藏层组成,它模拟了人类和其他动物大脑视觉皮层的一些动作。例如以图像为输入数据,神经网络的第一层首先通过特征检测物体轮廓,下一层将检测这些简单图案的组合所形成的简单形状,再下一层将检测这些形状组合所构成的物体的某些部分,最后一层将检测刚才那些部分的组合。每一层神经网络都会对输入数据进行组合分析和特征检测,从而进行判断和组合,并将结果传递给下一层网络,最终结合人类建立的大量被标记的样本数据库作出判断。在日常生活中的典型应用包括识别图像、视频、语音和音乐等。在目前的深度学习系统中,人工智能已经不再依赖于通过人工标记大量有效数据来完成知识输入,而是通过运行海量数据,实现了神经网络的自我学习。2018 年,谷歌发布的 Alpha Zero 就是最好的例子。

因此概括来说,人工智能的基本原理就是基于强大的数据集,运用强大的运算处理能力和智能算法,以最简单的形式针对特定问题建立模型,运行程序以自动地从数据中学习潜在的模式或特征,从而实现接近人类的思考方式,完成人类所认为的智能任务,甚至对此实现超越。

## 2.3 应用价值

早在工业革命时期,技术创新的重大发展就成功地改变了众多挑战人类体能极限的手工任务和流程。在广泛的工业、智力和社会应用中,人工智能为人类任务和活动的增强和潜在替代提供了同样的变革潜力。这个新的人工智能技术时代的变革步伐是惊人的,算法机器学习和自主决策方面的新突破,孕育着持续创新的新机遇。通过克服人类的一些计算能力、智力和创造力的限制,人工智能可能在提高金融、医疗、制造、零售、供应链、物流和公用事业等行业的生产力、决策质量和绩效等方面存在巨大潜力。据预测,到 2022 年,人工智能技术将推动创新和经济增长,在全球范围内创造 1.33 亿个新的工作岗位,到 2030 年在中国境内将贡献 20% 的 GDP。

对制造业来说,在智能制造和未来智能工厂的发展中整合人工智能技术,将能够实时监测和控制流程,智能机器将有效地完成关键任务或解决重大问题,提供比人工流程更高的效率。

医疗领域,尤其是医疗信息学领域,越来越需要能够理解医院复杂运营机制,并能提升资源使用和在为患者服务方面提供必要生产力的新技术。越来越多的医疗数据和分析技术的快速发展,正在给医疗保健带来范式的转变。人工智能的应用能够有效改进患者护理和诊断质量,并提高疾病筛查的效率和准确度。

在公共部门,随着数字技术的快速升级换代,公共部门的传统方法不足以满足更高的公民参与、问责和互操作性的需求;而人工智能应对复杂变化环境的能力有助于实现这一点。此外,人工智能可以帮助政府解放劳动力,通过实施自动化重复性任务,提高政府服务的交易速度,并准确评估政策选择的结果。因此,应用人工智能能够提高公民的生活质量和政府的治理效率。

在 2020 年新冠肺炎疫情下,为限制感染蔓延,中国政府采取了创新、专业、先进的制度,包括赋能方舱和互联网医院,人工智能、5G 通信、大数据等新兴技术在其中发挥了关键作用。这些新力量的高效运用,帮助中国打赢了抗击病毒的攻坚战。

IBM 的首席执行官弗吉尼亚·罗梅蒂(Virginia Rometty)坚信,人工智能将增强人类的能力。而且越来越多的研究也强调,人工智能的重点是增强人类的能力,而不是取代人类。因此更现实的未来是,人工智能可能帮助人类向价值链上游移动,成为人类的合作伙伴。在这种伙伴关系中,人工智能机器将起到计算和/或预测的作用,而人类则对结果进行解释并决定采取适当的行动。人类可能会专注于更多的增值活动,需要基于人工智能处理和输出的设计、分析和解释。未来的组织很可能会专注于从整合的人类和人工智能协作队伍中创造价值。

## 2.4 典型应用

目前,人工智能已经深入人类社会,无时无刻不在改变着人类的生活方式。随着人工智能和智能机器人的普及,它们将在制造、培训、销售和管理等方面占有一席之地,实现难以想象的新服务模式。从目前的应用情况来看,医疗保健和交通运输将是人工智能率先颠覆的行业,人工智能将通过医学图像分析的改善、更好的医疗诊断、个性化的医疗服务和自动驾驶汽车等,为人类社会带来重大转变。人工智能已经成为支撑许多创新应用和服务的基本架构。下面将从几个典型的人工智能应用领域来加以介绍。

### 1）公共医疗领域

医疗行业反映了社会福利质量和人们的生活质量，是备受关注的基础性行业。因此，公共医疗领域是人工智能应用的最有前途也最敏感的领域之一。使用人工智能工具的主要疾病领域包括癌症、神经病学和心脏病学等，覆盖早期发现、诊断、治疗、结果预测和预后评估各个阶段。人工智能可以应用于各种类型的医疗数据（结构化和非结构化）。如对于结构化数据可以使用机器学习方法；对于非结构化数据，可以使用深度学习技术，以及自然语言处理。人工智能在医疗领域的应用可能主要从以下三个方面发挥作用：

（1）对临床医生来说，使用深度神经网络的模式识别能够帮助医生更准确快速地解读医学扫描图像、病理切片、心电图和生命体征等。在医疗设备方面，健康监测设备（心率、血氧水平、血压、运动监测器）的创新使医生和直系亲属能够远程监护患者。

（2）在卫生系统中，人工智能通过改善工作流程和减少医疗错误使得疾病诊断和治疗更准确、更有预见性。例如，利用智能算法估计患者再次入院的风险，而这种风险在通常的临床出院标准下是无法发现的，可以通过人工智能采取相应措施来避免出院，为患者解决长远的根本性问题。另外，采用深度学习信息管理，用于控制电子健康记录、健康管理系统，能够预测许多重要的临床参数。

（3）对患者或用户来说，人工智能的应用使他们能够监控自己的数据以促进健康。例如，2018年，苹果公司的智能手表的心率检测功能与深度学习算法相结合，后者被用于解释前者显示心率异常的原因，有效避免了大量的心房颤动假阳性诊断，从而帮助用户避免了不必要的医疗检查。

### 2）公共交通领域

人工智能被认为很适合于交通系统，以克服日益增长的旅行需求、二氧化碳排放、安全问题和环境恶化的挑战。对交通部门来说，人工智能的应用有可能缓解交通拥堵、优化出行者的出行时间以及提高重要资产的经济性和生产力。

首先，交通拥堵是许多国家关注的问题，人工智能可以成功地应用于交通管理，有效缓解交通拥堵、减少交通事故发生率。这一方面可以通过预测非机动和机动出行者的路径、预测交通流量来实现，例如，将道路上的交通传感器改造成一个智能代理，自动检测事故并预测未来的交通状况；另一方面可以通过使用自动驾驶汽车和卡车、提高车辆的安全系数来实现。此外，人工智能还可以通过实现更智能的交通灯算法和实时跟踪，有效地控制较高和较低的交通灯切换模式。

其次，在道路货运系统中，实施精确的人工智能预测方法来预测运输量，也有助于企业作出富有成效的投资决策。

事实上,人工智能还能:①帮助交警监测违法犯罪行为。例如,使用智能登记证书以数字跟踪车主是否有任何道路上的犯罪行为,警察能够实时获取与犯罪相关的数据,以保证公民的安全。②通过管理智能电网中的电动汽车以优化存储能源,有效避免用户被困。③监测和保护野生动物,这可能成为车辆自动化的另一个优势。

### 3) 信息通信技术领域

信息与通信技术可以定义为一套工具、设备、资源、软件、应用、网络和一种媒介,完成信息的编辑、处理、存储和传输,可以包括数据、文本、语音、视频和图像等。人工智能在该领域的应用主要有四个方面:①信息环境(包括固定和移动网络),负责为用户无缝接收和传输信息和数据;②聊天机器人,可以帮助改善政府和公民之间的沟通;③数据管理,包括公共部门的数据和政策分析,使用统计建模和计算方法,如人工智能和计算机模拟,以了解政策效应和决策;④数据共享,可用于数据的收集和共享,然而通过人工智能收集的数据容易受到网络安全威胁,如易遭受黑客攻击的个人数据以及未经授权使用设备或传感器(如街道上的摄像头或运动传感器)收集的人员数据。例如,2017年至2018年期间,印度约有270起政府网站被黑客攻击的案例报道,而且这可能涉及侵犯个人隐私的问题。为此,必须要确定数据所有权,并权衡应用人工智能所带来的效益。

### 4) 政府法律和政策制定

政策制定是在不断变化的环境中发生的复杂过程之一,同时影响着可持续发展的三大支柱,即经济、社会和环境。政府可以在公共服务提供和政策制定中应用人工智能,许多人工智能技术可以潜在地改善政策制定过程,包括决策支持和优化技术、数据和舆论挖掘、博弈论和基于代理的模拟等。

人工智能在法律环境中也有作用,因为它对律师、法官和执法有深远的影响,支持论证的工具或使用基于案例的推理技术或归纳推理的工具被用于打击犯罪,并以较低的成本提供法律建议。

此外,人工智能还能应用在:计算机投票的帮助下管理选举;国家选民登记系统;新的投票方法,可能包括使用电话和其他在线方法;以及实现系统完整性和计算机程序正确性的方法。

### 5) 经济和财政领域

人工智能在金融行业的发展和应用已经较为成熟,推动了银行、保险、资本市场的深刻变革。银行业是最早采用人工智能的行业之一,并热衷于以各种方式探索和实施该技术,其中一些应用包括使用更智能的聊天机器人来提供个性化的客户服务,或放置人工智能机器人进行自助服务,通过实施技术来提高后台效率或减少欺诈和安全相关的风险。投资公司和金融科技公司分别使用 Robo-traders 进行自主交易和 Robo-advisors 进行投资组合管理。

人工智能还可以应用于政府的资本预算、金融欺诈检测、公私合作项目的财务管理以及金融监管。

此外,失业是大多数发展中经济体和新兴经济体面临的不可避免的问题之一,利用多种人工智能算法可以成功地预测失业,这将有助于在发生之前采取措施来遏制失业。由于未来人工智能和自动化技术的发展有可能在多个工作岗位上用机器取代人类,从而减少人类的劳动量,因此这将直接影响人类的职业和家庭的收入分配。

### 6) 可持续发展领域

人工智能技术在促进可持续发展目标的实现方面具有巨大潜力,具体的潜在领域包括能源、农业和生态保护等。

(1) 在能源领域,人工智能技术的应用包括实现连接生产者和消费者的智能网络,以便在任何需要的时候及时存储和供应能源;预测人口密集地区的能源消耗高峰,这可能有助于实时优化操作设置;以及评估不同国家的太阳能实施方法,以便更好地使用可再生能源。

(2) 在农业领域,人工智能技术带来的创新例子包括:带有定制传感器的全集成蜂箱管理系统,让养蜂人可以在智能手机上实时监控他们的蜂箱;利用物联网传感器和机器学习在室内种植农作物,只需使用光、水和营养物质。农业领域必将迎来一场效率更高、消耗更低的人工智能革命,尤其像印度这样的发展中国家。

(3) 人工智能在生态环境保护中的应用十分广泛,包括:①利用卫星数据预测全球太阳辐射,以应对全球变暖;②预测每日最大臭氧阈值;③预测石油消耗量以合理利用自然资源满足后代需求;④预测长期太阳辐射以减轻气候变化对原始环境的影响;⑤预测风险和评估影响环境的不同因素等。

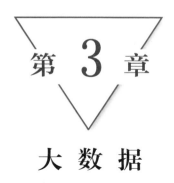

# 第 3 章

# 大 数 据

## 3.1 起源与内涵

### 1) 起源与发展

近年来,数据规模以指数级的速度增长。根据国际数据公司(以下简称 IDC)2011 年的一项报告,数据量在 2005—2010 年增长了近 9 倍。2011 年全世界的数据总量约为 1.8 ZB(1 ZB=1 024⁴ GB),且预计将以每两年增加一倍的速度持续膨胀。数据量的增长引发了学界对大数据的关注。

2008 年 9 月,《自然》(*Nature*)出版了大数据专刊。专刊文章指出,数据变得更"大",一部分原因是数据的广泛复制传播以及对旧数据的追溯、重复利用,增加了需要存储的数据量。文章还提出,传统的数据处理方式在大数据时代逐渐变得无能为力。2011 年 2 月,《科学》(*Science*)的专刊"数据处理"(Dealing with data)围绕科学研究领域的大数据问题开展了广泛的研究,突出关注数据泛滥带来的挑战,也强调应更好地组织和应用大数据下的潜在机遇。麦肯锡(McKinsey)同年 6 月发布报告《大数据:创新、竞争和生产力的下一个前沿》(*Big Data: the Next Frontier for Innovation, Competition, and Productivity*),提出大数据将会是未来企业开展竞争和创造增长的关键基础,大数据的使用将支撑生产力增长和消费者剩余的新浪潮。以匹兹堡大学拉普里尼季斯(Alexandros Labrinidis)为首的美国数据管理领域的专家们发布白皮书《大数据带来的挑战与机遇》(*Challenges and Opportunities with Big Data*),认为数据之间的链接是数据量"爆炸"的原因,而数据的整合是数据价值的来源。

进入 2012 年,大数据开始成为国际会议的主题之一。例如达沃斯世界经济论坛发布报告《大数据及其巨大的影响力：国际发展的新可能》(*Big Data*，*Big Impact*：*New Possibilities for International Development*)，重点关注人与移动设备的互动产生的海量数据及这些数据的庞大潜力。7月，联合国发布《大数据助力发展》(*Big Data for Development*)报告，总结政府应如何利用大数据更好地服务和保护人民。

各国政府亦展现了对大数据的高度关注。2012年3月，奥巴马政府启动"大数据研发计划"，投资2亿美元用于收集、存储、保存、管理和分析大数据，供科学研究、核心技术开发。同年7月，日本内务省发布项目"有力的日本信息与通信技术"(Vigorous ICT Japan)，将大数据发展上升到国家战略，且技术应用成为关注重点。2015年8月，我国国务院印发《促进大数据发展行动纲要》，将数据视为国家基础型战略资源，开始推进政府数据、公共数据开放。2017年12月，中共中央政治局就实施国家大数据战略进行第二次集体学习，学习中强调应"推动实施国家大数据战略，加快完善数字基础设施，推动数据资源整合和开放共享，保障数据安全，加快建设数字中国，更好服务我国经济社会发展和人民生活改善"。

## 2）定义

针对大数据目前尚未有统一的定义，部分定义着重描述其数据量大的特点，一种软件框架(Apache Hadoop)的定义中将大数据描述为不能由一般计算机捕获、管理和处理的数据集。麦肯锡将大数据定义为不能由传统数据库软件获取、存储并管理的数据集。

更多的定义认为，数据量庞大不再是大数据的唯一特点。高德纳(Gartner)分析师莱尼(Laney)(2001)最早提出大数据的"3V"特点，即数据量大、数据种类繁多、数据流动速度快(Volume，Variety，Velocity)，并给出如下定义：大数据是指海量的、高速流动、多样化的信息资产，需要有成本效益的、革新性的数据处理模式以提供更强的数据洞察力、决策力和自动化处理能力。"3V"框架随着后续演化成为目前最被广泛接受的大数据定义方式。

Volumn描述大数据"海量"这一特点。大数据究竟有多"大"尚没有具体标准。一是由于随着技术发展、存储能力的提升，对"大数据量"的阈值亦在不断提升；二是不同数据类型的数据集对"大"的理解也有所不同。但总而言之，大数据通常能达到几TB或几PB的数据量。

Variety描述大数据的多样性。大数据既包括结构化数据，亦囊括多种多样的非结构化数据，如文本、音频、图像、视频等，还涵盖介于二者之间的半结构化数据，例如XML语言。

Velocity描述大数据的高流速。随着智能手机、物联网技术等的广泛应用，一方面数据——人口统计学信息、地理空间位置等的生成速度得到极大提高。在这些数据的应用场景中,对实时性的要求很高,因此另一方面对数据的分析处理速度也提出要求。传统的数据管理系统无法即时处理大量数据,但大数据能够从大量的"易腐"数据中创建实时智能。

在"3V"之外,也有机构提出大数据的其他定义。

美国国际商用机器公司(以下简称IBM)强调大数据准确性(Veracity)的特点,认为处理不精确和不确定的数据是大数据的必经之路,需要使用为管理和挖掘不确定数据而开发的工具和分析手段来解决。

统计分析软件公司 SAS 提出大数据的变异性和复杂性(Variability & Complexity)。变异性指大数据流速并不总保持一致,而是有着周期性的峰值和低谷。复杂性则是由于大数据是通过无数的来源生成,对不同来源的数据进行对接、匹配、清理和转换就成为一项严峻的挑战。

甲骨文(Oracle)和IDC认为,大数据还具有低价值密度(Value)的特点。根据甲骨文的定义,大数据的数据量呈指数级增长,但隐含的有用信息不会以相同的速度增加,这使得信息密度被稀释,获取难度加大。IDC则强调,大数据技术和架构的设计应该能够"从海量、多样化的数据中,通过高速捕捉、探索与分析经济性地提取价值信息"。当然,大数据仍有其分析意义。尽管价值密度低,但海量信息所包含的信息价值总量仍有所提升。因此仍有必要通过大数据分析技术提取、转化得到大数据隐含的高价值信息。

## 3.2 基本原理

大数据价值链由四个环节组成——数据生成、数据采集、数据存储和数据分析(图3-1)。

### 1) 数据生成

数据生成是大数据的第一步。大数据有着丰富的数据源,可源于企业运营中收集的物流和贸易信息、物联网中的信息、人机交互信息和互联网世界中的位置信息等多种渠道。

2013 年,IBM 发布分析报告《大数据在现实世界中的应用》(*The Applications of Big Data to the Real World*),指出企业内部数据是大数据的主要数据源。企业内部数据包含在线交易数据、生产数据、库存数据、销售数据和财务数据。企业以数

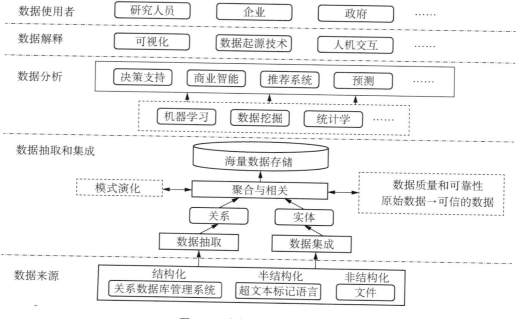

图 3-1　大数据处理基本流程

据形式记录企业活动。对实时性要求高是企业数据的应用场景所要求的,但由于海量的企业数据使得实时处理这些数据变得困难。以亚马逊、沃尔玛等企业为例,亚马逊每天有超过 50 万个来自第三方买家的查询,沃尔玛每小时处理一百万次客户交易。

物联网亦是大数据的重要来源。以基于物联网构建的智慧城市为例,大数据来自工业、农业、交运和卫生等公共部门与家庭等日常生活活动。从物联网生成的数据同样具有大规模的特征。由于数据源的多元性,物联网数据多样性极强。此外,物联网数据价值密度通常较低。以交通数据为例,交通事故数据比日常交通数据有价值得多,但交通事故在整体交通数据中只占非常小的一部分。

科研领域也有多种类型的数据生成。生物医学领域贡献了海量数据。随着人类基因组计划(Human Genome Project,HGP)的发展,一种人类基因测序可能会产生十万级 GB 的原始数据。而电子病历、临床医疗数据亦迅速增加。2013 年,这一数据就已达 70TB。此外,天文学的天空调查、大型强子对撞机(Large Hadron Collider,LHC)的超环面仪器(ATLAS)实验等研究也产生海量数据。

### 2)数据获取

数据采集是使用特定的数据收集技术从数据源获取原始数据的方法。常见的数据采集方法为日志文件、传感器、采集网络数据等。其中,网络数据的采集进一步包含网络爬虫(Web Crawler)、分词系统(Word Segmentation System)、任务系统(Task System)和索引系统(Index System)等方法。

采集到的数据传输到统一的存储设施——数据中心(Data Center),以供进一步处理分析。数据传输包含数据中心间网络(Inter-DCN)和数据中心内部网络(Intra-DCN)两阶段的传输。其中,数据中心间网络的传输(Inter-DCN Transmissions)指数据从数据源传输到数据中心的过程,而数据中心内部网络的传输(Intra-DCN Transmissions)是数据在数据中心之间流动的过程。

数据获取面临两项挑战。首先由于大数据复杂性和低价值密度的特点,数据往往有着较大的噪声、冗余,且一致性差。例如一个传感器可以收集大量数据,但频率极低的异常数据的意义和价值大大高于海量的日常数据。因此在数据分析前必须进行数据集成、数据清洗等预处理工作。海量数据的预处理对计算机硬件和算法都是严峻的考验。其次,正确地记录元数据也是一项挑战。例如科学实验中,有关特定实验环境、实验过程有着数不胜数的细节。由于后续分析依赖前置步骤,有必要记录数据出处,以识别依赖于该步骤的所有后续处理。因此,研究生成合适的元数据,并通过数据分析管道携带元数据及其来源的数据系统就显得十分重要。

### 3)数据存储

海量的数据对存储和管理提出了更高的要求。当前解决方案有三种,即海量数据存储系统、分布式存储系统和大数据存储机制。

海量数据存储技术引入网络存储后,解决了传统开放系统的直连式存储(Direct-Attached Storage,DAS)数据库在存储容量增加时可升级性与扩展性差的缺点。网络存储分为网络附属存储(Network Attached Storage,NAS)和存储区域网络(Storage Area Network,SAN)两种,利用网络为用户提供能够访问和共享数据的接口,并通过特殊的数据交换装置、磁盘阵列(Disk Array)、阀门库(Tap Library)或其他存储媒体、软件提供强扩展性。

传统关系型的分布式数据库在大数据时代亦受到挑战。扩展性有限和 ACID 特性[(ACID:数据库事务正确执行的四个基本要素,包含原子性(Atomicity)、一致性(Consistency)、隔离性(Isolation)和持久性(Durability)]下的强一致性要求使得关系型数据库不适应大数据场景。以 NoSQL 为代表的新型分布式数据库则提供了强扩展性,以应对数据量的高速增长。此外,新型的分布式数据库也能够满足各类非结构化数据的存储。

对大数据的研究促进了大数据存储机制的发展,现有的存储机制自下而上为文件系统、数据库和编程模型。其中,分布式文件系统经过多年的发展与商业化,已经相对成熟。数据库领域,NoSQL 正在变得越来越流行。编程模型的代表则由谷歌公司提出的 MapReduce 引领。MapReduce 的强大在于使用大量的个人计算机(PC)集群,实现自动并行处理和分发。

### 4) 数据分析

数据分析是大数据处理流程的核心。许多传统的数据分析方法仍然可应用于大数据分析,来自统计学、计算机科学的聚类分析、因子分析、相关分析和回归分析;数据挖掘算法、机器学习、模式识别、神经网络、遗传算法等多种不同算法在大数据时代也有广泛应用。以下将对几种经典的处理方法展开介绍。

数据挖掘(Data Mining)综合了统计分析中的抽样、估计和假设检验思想,机器学习和模式识别的理论与技术,人工智能、模式识别和建模技术;从信息论、最优化、可视化、信息检索等领域借鉴了思想,目的是提取数据,分析数据并做模型化处理,挖掘出其中隐含的重要信息(图 3-2)。

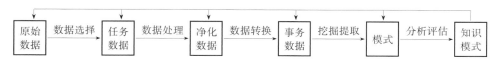

图 3-2 数据挖掘的多阶段处理模型

相关分析是指用支持度、可信度等参数反映相关性。牛津大学网络学院教授维克多认为,建立在相关关系分析法基础上的预测是大数据的核心。不同于数学模型传统的逻辑推理研究方式,大数据侧重于相关关系的分析方法,是科研思维上的重大转变。基于这一特点,图灵奖得主吉姆·格雷(Jim Gray)提出数据密集型科研的"第四范式",将大数据科研从理论、计算、实验三种科研范式中分离出来,成为新的科研范式。

机器学习算法。出于实时性的需要,有时不得已舍弃部分准确性来取得实时性和准确性的平衡,这种思路的典型代表就是在线的机器学习算法。

大数据的分析结果也存在判断与展示上的困难性。大数据的分布特点,由于其海量、多元的特征,很难掌握清楚,因此如何衡量数据分析结果亦十分困难,也成为大数据分析的一项重要挑战。此外,对于海量数据进行数据分析的结果往往也存在结果复杂、多层次等特点。作为呈现数据分析结果的关键技术,对数据可视化技术的探索、应用也因此愈发广泛。典型的可视化技术包括历史流(History Flow)、标签云(Tag Cloud)、空间信息流(Spatial Information Flow)等。人机交互技术、数据起源技术也提供了解决方案。人机交互技术能够让用户参与分析过程,通过交互式的数据分析过程增进用户对分析过程的了解与对分析结果的理解;数据起源技术能够帮助用户追溯数据的分析过程。

## 3.3 应用价值

大数据的应用,首先有着重要的战略意义。大数据已经开始与自然资源、人力资源一样成为战略资源。国家拥有大数据的规模、活性以及解释、分析、应用这些数据的能力,亦成为国家竞争力的一部分。此外,数据安全问题愈发棘手,对数据安全和隐私的保护也是关系国家安全的战略问题。

大数据是产业升级的重要推力。大数据时代的到来驱动计算机行业向信息行业转变,软件过去以编程为主,如今越来越多地以数据为中心。生物制药与新型材料领域受数据驱动,生产流程发生着革命性的转变。大数据正在使越来越多的行业进入数字化与信息化新阶段。

大数据也有着重要的商业价值。随着物理独立与逻辑独立等数据管理原则的提出,声明式查询和成本的优化,大数据开启了一个数十亿美元规模的市场。大数据带来了新的转变与机遇,促使着数据管理平台在现有基础上革新,催生出数据中心等新型基础设施以及以算力芯片(DPU)为例的新硬件与各类软件。合理地投资布局大数据领域将掀起新一波基础技术的进步,并将体现在下一代大数据管理和分析平台、产品和系统中。

大数据驱动着科研方式与人们思维方式的重大转变。数据催生出的"第四范式"描述了一种通过海量、全面的数据与强大的云计算能力、超级计算机、计算集群,直接从数据中探究科研成果的新范式。第四范式是科研思维与方法界的一场革命。

在科研之外,大数据也潜在地重塑教育领域。纽约大学的 35 所特许学校发现,应用数据指导教学是与可衡量的学术有效性最相关的五项措施之一。在线上教学效果初步显现的背景下,有关学生表现的教学数据增加,数据或可用于有针对性地设计最有效的教学方式。

根据科学家们的设想,大数据在医疗、城市规划等领域亦大有可为。据麦肯锡预测,大数据对终端用户的潜在经济价值高达 7 000 亿美元。

## 3.4 典型应用

由于数据获取难易、技术成熟度的不同,大数据在各领域的落地速度略有差异。目前,大数据在商业智能领域已经创造了可见的巨大价值。而在工业与医疗领域,大数据驱动的技术革新也在悄然发生。

### 1）商业智能（Business Intelligence，BI）

商业智能是大数据引领的智能化中发展最为成熟、应用最为广泛的领域之一。商业智能通过企业和行业的历史经营数据，辨别市场发展趋势，合理设定关键绩效指标（key performance Indicators，KPI），为商业过程设立标杆，最终实现以数据驱动决策，为决策创造价值。

商业智能的良好应用明显地提升了企业的盈利和商业价值。商业智能能够实现包括但不限于决策优化、提升生产力、精准营销、战略投资决策、控制成本及员工管控等一系列价值，阿里、脸书、谷歌在实际运营中都充分利用大数据技术分析用户行为，实现针对性的广告推送。地产领域以万科、龙湖为代表的企业也充分在物业服务、商业地产领域引入商业智能。可以说，商业智能将企业管理水平提升到一个新的阶段。

### 2）工业 4.0（Industry 4.0）

数据驱动制造业向工业 4.0 转变。当下，智能工厂集中在以控制为中心的优化与智能。通过适当的传感器安装提取振动、压力的信号；挖掘历史数据以获取更多信息，使用通信协议记录控制器信号。建立基于自学习的机器自我健康意识、支持机器作出自维护决策……所有这些收集大数据并转化为有用信息，依赖这些数据驱动企业内部可持续创新，就是工业 4.0 时代的智慧工厂的要点所在。

### 3）生物医疗大数据

应用大数据和云计算技术对信息物理系统（Cyber-Physical Systems，CPS）健康数据的应用已有较多探索。一位聂姓学者设计了一种多语种的健康搜索引擎，从多个异构的数据来源中准确地提取结构良好的信息。日本学者竹内（Takeuchi）和儿玉（Kodama）提出了一种基于云计算和大数据的个人动态健康系统，存储个人日常医疗保健数据。他们还找出一种健康数据挖掘算法，以期找出健康状况与生活方式之间的相关关系。

普遍的观点认为，信息技术的使用，通过持续监测健康状况，以使得护理更具预防性和个性化，能够降低医疗保健成本。据麦肯锡估计，仅在美国，大数据每年可以为美国节约 3 000 亿美元的医疗开支。

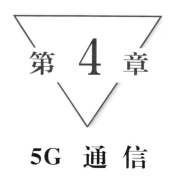

# 第 4 章

# 5G 通信

## 4.1 起源与内涵

自 20 世纪 80 年代第一代移动通信技术诞生以来,移动通信技术大约每十年更新一代。革新性的能力指标和核心关键技术是定义每一代移动通信技术的关键。1G的频分多址(Frequency Division Multiple Access,FDMA)和模拟调制技术完成了一般语音的传输;2G 主要采用时分多址(Time Division Multiple Access,TDMA)和全球移动通信系统(Global System for Mobile Communications,GSM),实现了数字化语音通信;3G 主要采用码分多址(Code Division Multiple Access,CDMA),支持数据和多媒体业务;4G 主要采用正交频分多址(Orthogonal Frequency Division Multiple Access,OFDMA)和多入多出(Multiple Input and Multiple Output,MIMO),进一步发展了宽带数据和移动互联网业务。

从 1G 到 4G,始终关注解决人与人之间的沟通问题。而随着移动互联网和物联网的不断发展,现有 4G 网络的制约性逐渐凸显。第五代移动通信技术(5th Generation Mobile Networks,5G)应运而生,有望应对未来爆炸性的移动数据流量增长、多元的应用场景和海量的设备连接需求。5G 是 4G 技术的延伸,是对现有通信技术的发展,其最大的进步在于不仅实现了人与人的联系,还将人与物、物与物也联系了起来。同时,与前几代移动网络相比,5G 的速率、时延、移动性及连接量等关键性能指标均有极大的提升。在速率方面,5G 的峰值速率是 10 Gbps,特殊场景下是20 Gbps,是 4G 的 10(20)倍,5G 的体验速率是 0.1～1 Gbps,是 4G 的 10～100 倍。在时延方面,5G 时延的目标值是 1 ms,只有 4G 的 1/10。在连接方面,5G 每平方千米可连接 100 万台终端,是 4G 连接量的 10 倍。

根据我国 IMT-2020(5G)推进组发布的《5G 概念白皮书》,综合 5G 关键能力与核心技术,5G 概念可由"标志性能力指标"和"一组关键技术"来定义(图 4-1)。其中,标志性能力指标为"Gbps 用户体验速率",一组关键技术包括大规模天线阵列、超密集组网、新型多址、全频谱接入和新型网络架构。

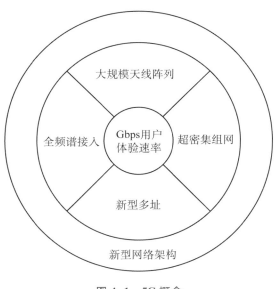

图 4-1　5G 概念

## 4.2　基本原理

5G 除了传统的峰值速率指标要求外,与之前的移动通信技术的不同之处在于还提出了包括体验速率、频谱效率、空间容量、移动性能、网络能效、连接密度和时延等指标。为实现上述性能指标,5G 在无线传输技术和网络技术方面有了新的突破。在无线技术领域,大规模天线阵列、超密集组网、新型多址和全频谱接入等技术的创新和应用是关键;在网络技术领域,基于软件定义网络(Software Defined Network,SDN)和网络功能虚拟化(Network Functions Virtualization,NFV)的新型网络架构也取得了行业共识。

### 1)大规模天线阵列

大规模天线阵列在现有多天线基础上通过增加天线数可支持数十个独立的空间数据流,将数倍提升多用户系统的频谱效率,对满足 5G 系统容量与速率需求起到重要的支撑作用。

### 2）超密集组网

超密集组网通过增加基站部署密度,可实现频率复用效率的巨大提升,但考虑频率干扰、站址资源和部署成本,超密集组网可在局部热点区域实现百倍量级的容量提升。

### 3）新型多址技术

新型多址技术通过发送信号在空/时/频/码域的叠加传输来实现多种场景下系统频谱效率和接入能力的显著提升。此外,新型多址技术可实现免调度传输,将显著降低信令开销,缩短接入时延,节省终端功耗。

### 4）全频谱接入技术

全频谱接入通过有效利用各类移动通信频谱(包含高低频段、授权与非授权频谱、对称与非对称频谱、连续与非连续频谱等)资源来提升数据传输速率和系统容量。

### 5）新型网络架构

5G 网络是基于 SDN、NFV 和云计算技术的更加灵活、智能、高效和开放的网络系统。5G 网络架构包括接入云、控制云和转发云三个域。接入云支持多种无线制式的接入,融合集中式和分布式两种无线接入网架构,适应各种类型的回传链路,实现更灵活的组网部署和更高效的无线资源管理。5G 的网络控制功能和数据转发功能将解耦,形成集中统一的控制云和灵活高效的转发云。控制云实现局部和全局的会话控制、移动性管理和服务质量保证,并构建面向业务的网络能力开放接口,从而满足业务的差异化需求并提升业务的部署效率。转发云基于通用的硬件平台,在控制云高效的网络控制和资源调度下,实现海量业务数据流的高可靠、低时延、均负载的高效传输。

## 4.3 应用价值

赫伯特·马歇尔·麦克卢汉(Herbert Marshall McLuhan)在《理解媒介——论人的延伸》中提到,每一种全新的技术本质,都促使人的某种感官功能实现时空的跨越。每一种新技术的诞生,都创造了一种新的环境。从这个意义上说,不同时代的传输技术,延伸的感官不同,感知环境的深度和维度也天差地别。在 1G 和 2G 时代,技术让我们的听觉得以延伸,掏出手机拨通电话,地球那头的声音近在咫尺。3G 时代,我们的视觉也开始同步延伸。视频通话随时随地,一方手机像一个小窗口,天涯若比邻。4G 时代,我们的思想和观念得以延伸。分享后的文字及视频全球同步可读、可转、可评,微博、微信等社交网络正是延伸与交流之所。我们每个人的 Inter 终于结成了 Net,个人思想和观念完成了对时间和空间的跨越,"地球村"变成现实。与 2G 萌生数据、3G 催生数据、4G 发展数据不同,5G 给我们带来的是超越光纤的传输速度(Mobile Beyond Giga)、超越工业总线的实时能力(Real-Time World)以及全空间的连接(All-Online Everywhere),它将和大数据、云计算、人工智能等一道迎来信息通信的黄金时代,它还将开启物联网时代,渗透至各个行业。

5G 将重塑未来社会生活的方方面面,以用户为中心搭建全方位的信息生态系统。5G 的"零"时延接入速率、超高流量密度及超高连接数密度等将使信息突破时空限制,同时推进万物无缝连接,为用户提供极佳的使用和交互体验,还将为网络带来超百倍的能效提升和超百倍的比特成本降低,最终实现"信息随心至,万物触手及"的愿景。

5G 将全面构筑经济社会发展的关键信息基础设施,驱动各行业的数字化、网络化和智能化升级。具体体现在以下三个方面。

### 1)扩大升级信息消费

5G 所提供的更佳的用户体验促进信息消费向高水平迁移,助力我国信息消费的持续加速和扩大升级。

### 2)促进数字经济高质量发展

5G 与云计算、大数据、人工智能等新一代信息技术结合,将会成为我国传统产业加速技术改造和跨行业整合的催化剂,助力传统行业的数字化、智能化、网络化发展,成为数字经济发展的强劲驱动力。

### 3)创造社会服务新方式

5G 与电子政务、智慧城市的建设相结合,将推进政府决策科学化、社会治理精准化。5G 大规模应用于教育、文化、医疗和体育等公共事业,通过与虚拟现实、人工智能等技术结合,提供远程教育、远程医疗诊断、虚拟现实体育赛事直播等新服务、新模式,改善公共服务的用户体验,提升公共服务效率。

5G 将构建起全新的移动网络基础设施,不仅可以带动信息通信制造业和服务业全产业链增长,更重要的是,还可以加速 5G 技术与工业、农业、交通和能源等垂直行业的融合,全面改造提升传统产业,同时,加快培植新技术、新业态、新产业,在新一轮科技革命和产业变革中赢得主动,创造出巨大的经济价值。预计 2020—2025 年期间,我国 5G 商用直接带动的经济总产出达 10.6 万亿元,直接创造的经济增加值达 3.3 万亿元;间接拉动的经济总产出约 24.8 万亿元,间接带动的经济增加值达 8.4 万亿元。

## 4.4 典型应用

数字化技术的更新换代推动着各行业的不断创新:ICT、媒体、金融和保险在数字化发展曲线中已经独占鳌头,零售、汽车、油气化工、健康、矿业和农业等也在加速其进程。推动数字化发展进程的关键技术包括软件定义设备、大数据、云计算、区块链、网络安全、时延敏感网络、虚拟现实和增强现实等。其中,通信网络是这一切的关键基石。下面列举了一些与5G密切相关的应用场景。

### 1) 云 VR/AR

虚拟现实(Virtual Reality,VR)与增强现实(Augmented Reality,AR)是能够彻底颠覆传统人机交互内容的革新性技术。VR/AR需要大量的数据传输、存储和计算功能,这些正是云端服务器所能提供的。大带宽、高可靠、低时延的网络是云VR/AR良好体验的保障。5G将解除制约VR/AR发展的数据传输瓶颈,显著改善云服务的访问速度,使得VR/AR技术以及相关的平台和应用取得比较快速的发展。

### 2) 车联网

5G将从智能车载电子系统、智能交互应用等方面重新定义未来智能汽车,作为汽车网联化基础的车联网也迎来新的发展拐点。5G网络所拥有的高可靠、大带宽、低时延等特性,将补齐车联网、自动驾驶在通信网络层的技术短板。5G的特性,提升了车辆对环境的感知、决策和执行能力,给车联网、自动驾驶应用,尤其是涉及车辆安全控制类的应用创造了很好的基础条件。

### 3) 智能制造

创新是制造业的核心,其主要发展方向有精益生产、数字化、工作流程以及生产柔性化。对于高可靠无线通信技术在工厂的应用,一方面,生产制造设备无线化使得工厂模块化生产和柔性制造成为可能。另一方面,因为无线网络可以使工厂和生产线的建设、改造施工更加便捷,并且通过无线化可减少大量的维护工作进而降低成本。

### 4) 智慧能源

馈线自动化系统(Feeder Automation)对于将可再生能源整合到能源电网中具有特别重要的价值,而该系统需要超低时延的通信网络支撑,譬如5G。通过为能源供应商提供智能分布式馈线系统所需的专用网络切片,使得他们能够进行智能分析并实时响应异常信息,从而实现更快速准确的电网控制。此外,5G 可以取代配电自动化中的现有光纤基础设施,可提供<10 ms 的网络时延和 Gbps 级吞吐量,实现无线分布式控制。

### 5)无线医疗

近些年,医疗行业逐渐开始采用可穿戴或便携设备集成远程诊断、远程手术和远程医疗监控等解决方案。5G 将为智慧医疗提供所需的连接,并成为先进医疗解决方案的使能因素。通过 5G 连接到 AI 医疗辅助系统,医疗行业有机会开展个性化的医疗咨询服务。人工智能医疗系统可以嵌入医院呼叫中心,家庭医疗咨询助理设备,本地医生诊所,甚至是缺乏现场医务人员的移动诊所。

### 6)无线家庭娱乐

目前 4K/UHD 电视机已经占据了全球 40% 以上的市场份额,更低的价格和新的服务订阅模式将使更多观众使用 8K 电视。8K 视频的带宽需求超过 100 Mbps,需要 5G WTTx 的支持。其他基于视频的应用(如家庭监控、流媒体和云游戏)也将受益于 5G WTTx。例如,目前的云游戏平台通常不会提供高于 720p 的图像质量,因为大部分家庭网络还不够先进。但是 5G 有望以 90 fps 的速度提供响应式和沉浸式的 4K 游戏体验,这将使大部分家庭的数据速率高于 75 Mbps,延迟低于 10 ms。

### 7)联网无人机

无人机能够支持诸多领域的解决方案,可以广泛应用于建筑、石油、天然气、能源、公用事业和农业等领域。比如,对风力涡轮机上转子叶片的检查将不再由训练有素的工程师通过遥控无人机来完成,而是由部署在风力发电场的自动飞行无人机完成,不需要人力干预。5G 技术将优化无人机运营企业的产品和服务,以最小的延迟传输大量的数据。

### 8)社交网络

智能手机一直是社交网络的关键。然而,消费者正在通过个人可穿戴设备来更新自己的家庭和朋友社交网络,这些可穿戴设备可以实时视频直播,甚至是 360°视频直播,分享运动、步数甚至他们的心情。4G 网络已支持视频直播,但 5G 将能应对更多挑战:端到端的网络延迟将从 60~80 ms 下降至 10 ms 以内;高清视频输入通常需要 50 Mbps 的带宽,但由于 4K、多视角、实时数据分析的需要,带宽需求可能会高达 100 Mbps;10 Gbps 的上行吞吐量将允许更多用户同时分享高清视频。

### 9）个人 AI 辅助

伴随着智能手机市场的成熟，可穿戴和智能助理有望引领下一波智能设备的普及。由于电池使用时间、网络延迟和带宽限制，个人可穿戴设备通常采用 Wi-Fi 或蓝牙进行连接，需要经常与计算机和智能手机配对，无法作为独立设备存在。5G 将同时为消费者领域和企业业务领域的可穿戴和智能辅助设备提供机会。可穿戴设备将为制造和仓库工作人员提供"免提"式信息服务。云端 AI 使可穿戴设备具有 AI 能力，如搜索特定物体或人员。

### 10）智慧城市

智慧城市拥有竞争优势，因为它可以主动而不是被动地应对城市居民和企业的需求。为了建设智慧城市，市政当局不仅需要感知城市脉搏的数据传感器，还需要用于监控交通流量和社区安全的视频摄像头。视频系统对如下监控场景非常有用：繁忙的公共场所（广场、活动中心、学校、医院）、商业领域（银行、购物中心、广场）、交通中心（车站、码头）、主要十字路口、高犯罪率地区、机构和居住区、防洪（运河、河流）及关键基础设施（能源网、电信数据中心、泵站）。5G 在其中将起到关键推动作用。

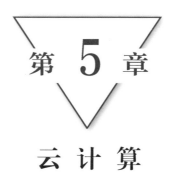

# 第 5 章

# 云 计 算

## 5.1 起源与内涵

云计算之所以被称为"云"计算,是因为用户所访问的数据或信息是在云服务提供商的云或虚拟空间中远程找到的。云计算能够支持计算和内容从以"本地"为中心,向以"网络"为中心的范式转变。在这种新范式中,用户将其数据和代码的控制权交给云服务提供商,不再需要用户在特定的位置来访问,从而使得用户的远程工作成为现实。云计算提供可扩展和弹性的计算和存储服务,用户可以只为他们使用的资源付费。作为一种商业现实,已经有大量组织采用了这种范式。目前关于云计算的定义有很多种,尚没有统一的标准。例如,美国埃默里大学的教授拉姆纳斯·K.切拉帕(Ramnath K. Chellappa)于 1997 年率先给出了"云计算"这一术语的学术定义,即"计算边界由经济原理,而非完全由技术决定的计算范式"。中国云计算专家咨询委员会副主任刘鹏教授对云计算的定义是"云计算是通过网络提供可伸缩的廉价的分布式计算能力"。此外,还有一个广为认同的定义是由美国国家标准及技术研究院(National Institute of Standards and Technology,NIST)提出的,即"云计算是一种模式,能够随时随地,通过网络存取设定好的共享计算资源池(如网络、服务器、存储、应用程序等)"。

云计算基础技术的发展,主要经历了以下一系列历程(图 5-1)。云的概念最早可以追溯到 20 世纪 50 年代的大型计算机。当时早期型的计算机体型巨大且昂贵,为每个员工购买和维护一台机器费用较高,而且也不是非常必要。因此,大多数组织只会购买一两台机器,然后实施"分时"(Time-sharing)计划,使多个用户能够从连接的站点访问中央大型计算机。这些站点被称为"哑终端"(Dumb Terminals),不提供自己的处理能力。可以说,这种共享计算能力是云计算的基本前提,也是云计算这一技术的起点。

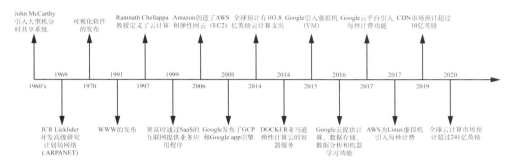

**图 5-1 云计算的发展历程**

在 20 世纪 60 年代中期,美国计算机科学家约瑟夫·利克莱德(J. C. R. Licklider)将计算机的互联系统概念化,并于 1969 年协助开发了一个非常原始版本的互联网,称为高级研究计划局网络(Advanced Research Projects Agency Network, ARPANET),这是第一个允许在不同物理位置的计算机之间共享数字资源的网络。J. C. R. Licklider 的愿景是构建"星际计算机网络",通过该网络地球上的每个人都可以通过计算机相互连接并能从任何地方访问信息,这就是互联网,也是实现云计算的必要条件。

在接下来的几十年里,云技术的许多应用慢慢出现。例如,在 1972 年,IBM 发布了一种称为虚拟机(Virtual Machine, VM)的操作系统。虚拟机的行为与真实计算机相似,具有完全可运行的操作系统。"虚拟机"的概念随着互联网的发展而演变,企业开始提供"虚拟"专用网络作为可租用服务,最终导致 20 世纪 90 年代现代云计算基础设施的发展。1997 年,InsynQ 公司基于惠普公司的设备上线了按需使用的应用和桌面服务。1998 年,戴尔旗下的威睿(VMvare)公司成立,该公司提供云计算和硬件虚拟化的软件和服务,被认为是排名第一的虚拟化软件公司。1999 年,马克·安德里森(Marc Andreessen)创建了响云(Loud Cloud),这是一家基于服务的网页托管公司,也被认为是世界上最早商业化的基础设施即服务(Infrastructure as a Service, IaaS)平台。同年,赛富时(Salesforce)公司成立,通过公司自己的互联网站点,开创性地向企业提供客户关系管理(Customer Relation Management, CRM)软件系统,成为最早的软件即服务(Software as a Service, SaaS)系统。同样在这十年中,电信公司开始提供虚拟化专用网络,其服务质量与其专用的点对点数据连接相同,但成本更低。电信公司如今能够为用户提供对同一物理基础设施的共享访问,而不是建立物理基础设施以允许更多用户拥有自己的连接。

作为当今云计算的龙头老大,亚马逊于 2006 年推出了亚马逊网络服务(Amazon

Web Services，AWS)，它向其他网站或客户提供在线服务。例如,众包网站 Amazon Mechanical Turk 提供多种基于云的服务,包括存储、计算和"人工智能";弹性计算云允许个人租用虚拟计算机并使用自己的软件和应用程序。2007 年,IBM、谷歌和几所大学联手为研究项目开发了服务器群。同年,Netflix 推出其视频流服务,通过云将电影和其他视频内容传输到家庭和全球数千（最终数百万）订阅者的计算机上。2011 年,IBM 推出了 IBM Smartcloud 框架,以支持智慧星球项目。随后苹果公司推出了 iCloud,其重点是存储更多个人信息（照片、音乐、视频等)。

在过去十年中,云计算的采用在消费者和企业层面都出现了爆炸性增长。微软、甲骨文和 Adobe 等传统软件供应商都付出了巨大的、共同的努力来鼓励他们的本地软件产品的用户升级到云等价物,云产品通常以订阅即用即付的方式提供。与此同时,大量云原生提供商（例如 Zendesk，Workday 和 ServiceNow）开发了仅在云中可用的 SaaS 产品。除了 SaaS 产品,IaaS 产品、平台即服务（Platform as a Service，PaaS)产品、备份即服务（Backup as a Service，BaaS)和灾难恢复即服务（Disaster Recovery as a Service，DRaaS)也涌现出来。

相比于欧美发达国家,中国云计算市场尚处于早期发展阶段,产业生态链正在进一步构建中。但是市场上也已经出现了很多提供云服务的企业,包括阿里云、腾讯云、天翼云、华为云和联通沃云等。这些公司提供的基于云的网络平台、在线存储等云端服务器在云计算领域承担着越来越重要的作用,不断推动云计算产业逐渐走向成熟和规范。

## 5.2 基本原理

云计算的基本原理是,由云计算服务提供商通过整合数据中心规模化的服务器集群资源,在云端构建起一个庞大的"虚拟资源池",然后再通过云计算平台统一调度和管理,基于互联网为用户提供"各类硬件服务、基础设施服务、平台服务、软件服务以及存储服务"等。美国国家标准及技术研究院表示,云计算的原理主要体现在五大基本特征、四大云部署模型和三大云服务模型等三个方面。五大基本特征包括按需自助服务、广泛网络访问、计算资源池化、弹性释放资源和计算资源监测。四大云部署模型包括私有云、公共云、社区云和混合云。三大云服务是指 SaaS、PaaS 和 IaaS,其系统架构如图 5-2 所示。

具体而言,IaaS 是由云服务提供商通过虚拟化为其最终用户提供服务器、存储和网络服务。消费者可以通过网络访问这些虚拟化的计算资源。IaaS 客户可以控制运

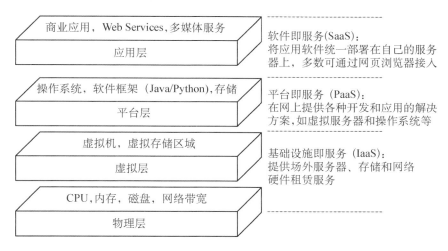

图 5-2　云计算的系统架构

行时环境、中间件、操作系统和已部署的应用程序,但不必管理或控制云基础架构。最受欢迎的 IaaS 服务是 Google Compute Engine, Rackspace 和 Amazon Web Services(AWS)等。SaaS 是由云服务提供商向其客户提供基于订阅的服务,通过网络使用在云基础架构上运行的应用程序。借助 SaaS,服务提供商可为用户提供服务器、存储、网络、虚拟化、操作系统、运行环境和软件。用户可以根据自己的需求扩大服务规模。SaaS 目前比较广泛的案例是 Google Dropbox, Microsoft OneDrive 和 Slack。PaaS 是指由云服务提供商及其基础设施向消费者提供运行时环境,从而利用基于 Web 的软件或应用程序开发和部署。PaaS 客户可以完全控制已部署的软件,但不必管理或控制云基础架构。最受欢迎的 PaaS 服务是 Google App Engine, Windows Azure 和 Heroku 等。

## 5.3 应用价值

网络服务、数据库服务和基于交易的服务是云计算的理想应用,这类应用的成本-性能概况受益于弹性环境,云用户只需为其应用所消耗的资源付费。云计算具有成本低廉、服务全面、弹性扩展和部署简便等特点。云已被用于各种场景,例如数据备份、灾难恢复、电子邮件、虚拟桌面、软件开发和测试、大数据分析以及面向客户的 Web 应用程序。云计算的优势主要体现在灵活性、效率和战略价值等三个方面(表 5-1)。

表 5-1　云计算的价值

| | 细项 | 价值体现 |
|---|---|---|
| 灵活性 | 可扩展性 | 云基础架构可按需扩展,以支持不断变化的工作负载 |
| | 储存选项 | 用户可以根据安全需求和其他考虑选择公共、私有或混合存储产品 |
| | 控制选择 | 企业可以使用服务选项来确定其控制级别 |
| | 工具选择 | 用户可以从预构建的工具和功能菜单中进行选择,以构建适合其特定需求的解决方案 |
| | 安全功能 | 虚拟私有云,加密和 API 密钥有助于确保数据安全 |
| 效率 | 辅助功能 | 几乎可以从任何联网设备访问基于云的应用程序和数据 |
| | 数据安全 | 硬件故障不会由于网络备份而导致数据丢失 |
| | 节省设备 | 云计算使用远程资源,为组织节省了服务器和其他设备的成本 |
| | 付费结构 | "公用事业"付费结构意味着用户只为他们使用的资源付费 |
| 战略价值 | 简化工作 | 云服务提供商(CSP)管理基础架构,使组织能够专注于应用程序开发和其他优先事项 |
| | 定期更新 | 服务提供商会定期更新产品,为用户提供最新技术 |
| | 合作 | 全球访问意味着团队可以在广泛的位置进行协作 |
| | 竞争优势 | 组织可以比必须将 IT 资源投入管理基础架构的竞争者更加灵活 |

　　如果将云计算视为应用程序交付平台,那么通常来说,组织价值会随着业务应用程序与组织战略和业务流程的紧密结合而增加。借助云计算,可以同时在许多不同的层次和方向上产生业务价值。云服务提供商通过其平台的效用、效能和敏捷性,为云应用提供商和开发者以及消费者创造商业价值。此外,云应用程序开发人员可以从运营成本中获得价值,而无需投资于自己的基础架构来交付应用程序。云计算提供商正在以具有成本效益的方式替代拥有应用程序平台的费用。此外,为了通过云计算产生业务价值,云服务提供商可以通过将云基础架构的成本分散到许多客户中来为开发人员和消费者创造价值,从而提高成本效益。目前云计算可以提供的服务主要有云主机服务、云存储服务、数据库服务、云广告服务、虚拟桌面服务、企业管理服务和软件定制服务。

　　然而,并非所有类型的应用都适合于云计算。例如,工作负载不能被任意分割的应用,或需要在并发实例之间进行密集通信的应用,这些不太可能在云上表现良好。一个具有复杂工作流程和多种依赖关系的应用,如高性能计算中经常出现的情况,在云上可能会经历更长的执行时间和更高的成本。此外,通信密集型和内存密集型应用可能不会表现出在具有低延迟和高带宽互连的超级计算机上运行时的性能水平。

## 5.4 典型应用

云计算的应用极大提高了互联网的资源利用效率，实现了大数据的存储、计算、挖掘和分析，降低了政府和企业的开发成本。云计算在各个方面都为用户提供了更便捷和智能的生活体验。目前云服务的应用领域越来越广，以下例举四个方面的典型应用。

### 1）政务云

政务云可以对数据进行统一管理，并对数据进行分析处理，为政府部门提供硬件、软件、信息和安全等服务的综合平台。2016年以来，"互联网＋政务服务"、政务信息系统整合共享等政策相继出台。由于政务云市场对政策的反馈存在1~2年的滞后期，2017—2019年才迎来政策红利期，2019年中国政务云市场规模为527.7亿元，相比2016年的年复合增长率为28.5％。当前政务云处在从底层基础建设向信息共享、数据融合的过渡阶段，在IaaS，PaaS层面的投入占整体市场规模的80.4％。

### 2）医疗云

云计算在医疗行业的应用，包括联通医疗机构内部各类信息系统，这些系统可以存储大量医疗数据，还可以提供高效的计算资源。医疗云常见的应用程序包括收入周期管理、实践管理、电子健康记录、患者体验、移动应用程序及医疗保健分析等。2015年，云服务商和医疗信息化公司优势互补，开启医疗云业务探索。2016—2018年，技术与政策驱动的医疗云市场得到不断拓展。2019年、2020年，医疗云建设需求不断得到释放。2020年在新冠疫情刺激下，互联网医疗得到极大发展，二级及以上医院都产生了部署互联网医疗平台的需求，这为医疗云落地提供了另一大场景。

### 3）交通云

交通云主要用于解决我国城市化进程中因各类机动车的保有量急剧增多而导致的交通拥堵、出行难等问题。传统的交通管理信息系统已经难以满足日益增长的需求，严重制约了我国国民经济的快速发展。利用云计算技术以及大数据支持，使交通行业在海量信息储存、数据共享、安全性等方面有了很大的提升。目前云计算在轨道交通、铁路交通、航空运输以及物流运输等方面都有运用。

### 4）电信云

电信云根据服务对象的不同，可分为面向电信技术（Communication Technology，CT）和信息技术（Information Technology，IT）的云。CT 云侧重网络云化，意在建设云化的新型电信网络服务环境。而在 IT 领域，例如业务支撑系统（Business Support System，BSS）、操作支持系统（Operation Support Systems，OSS）、大数据和办公自动化（Office Automation，OA）等 IT 支撑应用，通过构建私有云来承载 IT 业务。未来融合的电信云通过新建和改造数据中心，打造 ICT 云，能够让电信云 CT 业务和 IT 业务共享云资源，具有满足多类业务的特点，实现管理协同以及数据中心软件定义网络（Software Defined Network，SDN）组网的需求。

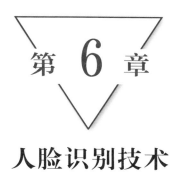

# 第 6 章

# 人脸识别技术

## 6.1 起源与内涵

人脸识别技术是一种生物识别技术,旨在识别数字图像中的特定人员。该技术将数字图像或视频帧中的人脸与数据库中的人脸进行匹配,以验证个人身份。可用于授权某人访问其安全个人信息,或允许进入安全位置,以及识别安全或犯罪监视列表中的人员。

最早的人脸识别工作可以追溯到 20 世纪 60 年代,面部识别技术的先驱之一伍德罗·布莱索(Woodrow Bledsoe)设计了一种被称为"Man-machine Facial Recognition"(人-机器人脸识别)的半自动化技术。受限于当时的计算机和成像技术,人脸照片中面部特征的坐标需要通过人工建立,这些坐标包括瞳孔中心、内外眼角和发际线的宽峰等。计算机根据面部特征的坐标来计算比如嘴和眼睛的宽度等距离,用这些距离信息来表达特征脸。将得到的特征脸的距离信息与人脸数据库中已知人脸的特征信息进行匹配。1977 年,这一技术被拓展到包括 21 个特定的主观标记,包括头发颜色和嘴唇厚度。

1987 年,劳伦斯·西罗维奇(Lawrence Sirovich)和道克尔·柯比(Michael Kirby)将线性代数应用于面部识别问题中。1991 年,麻省理工学院的研究者艾力克斯·潘特兰(Alex Pentland)和马修·图尔克(Matthew Turk)结合 Karhunen-Loève 定理和主成分分析(Principal Component Analysis,PCA)等方法,开发了一个线性模型,该模型根据人脸的全局特征和正交特征来确定"Eigen faces(特征脸)",即人脸是由若干个加权组合计算出来的,该方法大大减少了检测人脸所需处理的数据量。1994 年他们进一步定义了"Eigen face"特征,包括 Eigen 眼睛、Eigen 嘴和 Eigen 鼻子。1997年在"Eigen face"方法的基础上使用线性判别分析（Linear Discriminant Analysis，LDA）开发了"LDA-Fisherfaces"算法，该算法成为基于PCA的人脸识别方法中的主流方法。

1998年，美国国防高级研究项目局和陆军研究实验室建立了人脸识别技术（Face Recognition Technology，FERET）计划，并向世界提供了一个数据库。FERET计划催生了三家出售自动人脸识别系统的美国公司，即Vision Corporation，Miros Inc和Viisage。前两家公司由研究人员在1994年成立，他们将FERET测试的结果作为卖点。后一家公司由身份识别卡国防承包商于1996年成立，目的是对前文提到的Alex Pentland开发的面部识别算法进行商业利用。

2011年，深度学习的诞生为人脸识别开启了一个全新的研究领域，以实现全自动人脸识别。深度学习技术在人脸识别中得到了充分的应用，在解决或规避人脸识别技术中的挑战方面发挥了重要作用，包括姿势变化、照明变化、面部表情等。深度方法在处理深度图像（Red-Green-Blue Depth Map，RGB-D）数据、视频和异构人脸匹配方面也表现出良好的性能。

## 6.2 基本原理

### 1）人脸识别的流程

人脸识别技术原理主要是先建立一个包含大批量人脸图像的数据库，然后通过各种方式来获得当前要识别的目标人脸图像，再将目标人脸图像与数据库中既有的人脸图像进行比对和筛选。根据人脸识别技术的具体原理，人脸识别的技术流程分为五个部分：人脸图像的采集与预处理、人脸检测、人脸特征提取、人脸识别和活体鉴别。

（1）第一步是人脸图像的采集与预处理，采集人脸图像通常情况下包括既有人脸图像的批量导入和人脸图像的实时采集。前者是指将通过各种方式采集好的人脸图像批量导至人脸识别系统，后者是指调用摄像头在设备的可拍摄范围内自动实时抓取人脸图像。在现实环境下采集图像，由于图像受到光线明暗不同、脸部表情变化、阴影遮挡等众多外在因素的干扰，导致采集图像质量无法达到人脸图像特征提取的标准要求。因此需要先对采集到的图像进行预处理，一系列的预处理流程包括旋转、切割、过滤、降噪、放大缩小和光线调整等。

图像预处理的手段包括灰度调整、图像滤波、图像尺寸归一化等。灰度调整是指对图像进行统一的灰度处理，来平滑处理由于因采集设备、现场光照等方面所造成的图像光线差异，常用的方法有平均值法、直方图变换法、幂次变换法和对数变换法等。图像滤波是指对图像进行降噪处理，以减少由于数字图像传输受到电磁信号的干扰而导致人脸图像质量的降低，常用的方法有均值滤波、中值滤波等。图像尺寸归一化，用来处理人脸库的图像像素大小不一样的情况，常用的方法有常见的尺寸归一化算法、双线性插值算法、最近邻插值算法和立方卷积算法等。

（2）第二步是人脸检测，指通过一定的算法判断图像或视频中是否存在着人脸，并对人脸的位置、大小与姿态等进行定位的过程。人脸检测的难度主要由人脸目标内在变化和外在条件变化造成的，前者是指面部复杂细节的不同，包括人脸的不同外貌（肤色、脸型、五官等）、不同的表情、局部细节特征（嘴、眼睛的闭合等）、人脸的遮挡（胡须、头发、头饰等）等；后者包括成像角度、光照条件、成像条件造成的影响，成像角度的差异会造成人脸的平面内旋转、深度旋转、上下旋转等，光照条件的差异会造成图像亮度、对比度和阴影等的不同，有一部分差异可以通过预处理解决。

（3）第三步是人脸特征的提取，指对图像中的人脸进行特征编码，得到人脸的特征向量。人脸特征的提取是人脸识别技术的基础，如何找到具有区分度的人脸特征是进行人脸识别的关键。传统的人脸特征提取方法首先分别对人脸的局部特征进行描述，然后通过一定的方式将局部特征进行聚合以得到人脸的完整特征，在该方法中人脸特征是手工设计的。基于深度学习的人脸特征的提取方法是采用数据驱动的方式，通过神经网络的算法，从海量的人脸图像中学习得到最具有区分度的人脸特征。

（4）第四步是人脸识别，将人脸图像与系统数据库中的所有人脸图像进行比对。对比前在人脸识别系统中设定一个人脸相似程度的数值，若超过了预设的相似数值，那么系统将会把超过的人脸图像逐个输出，然后根据人脸图像的相似程度高低和人脸本身的身份信息来进行精确筛选，这一精确筛选的过程又可以分为两类：其一是一对一的筛选，即对人脸身份进行确认过程；其二是一对多的筛选，即根据人脸相似程度进行匹配比对的过程。

（5）第五步是活体鉴别，区别该特征是否来自真正的生物体。比如，指纹识别系统需要区别带识别的指纹是来自人的手指还是指纹手套，人脸识别系统所采集到的人脸图像，是来自真实的人脸还是含有人脸的照片。因此，实际的人脸识别系统一般需要增加活体鉴别环节，例如，要求人左右转头、眨眼睛、开口说句话等。

### 2）人脸识别主要方法

人脸识别的方法主要包括基于特征脸的方法、基于几何特征的方法、基于深度学习的方法等。基于特征脸的人脸识别方法是一种经典且应用广的人脸识别方法。该方法的主要原理是通过降维算法,比如 Karhunen-Loève 变换,将高维度向量转化为低维度向量以消除分量之间存在的关联性。通过降维变换的图像,与原图像相比特征值递减,同时有更好的位移不变性和稳定性。该方法具有实现容易、速度快,且对正面人脸图像的识别率高等优点;但当图像中人脸表情、姿态复杂,采集环境光照存在差异时,该方法对人脸的识别率较低。

基于几何特征的识别方法是根据人脸面部器官的特征及其几何形状进行的人脸识别方法,该方法是最早被研究且使用的方法。该方法首先对人脸的鼻、眼、嘴和眉等特征点及其位置进行检测,然后计算这些特征点之间的距离,用得到的矢量特征信息来表达特征脸。同时,还可以将得到的特征脸的特征信息与人脸数据库中已知人脸的特征信息匹配。该方法符合人们对人脸特征的直接认知,每个特征脸只存储一个特征,因此占用空间较小。该方法的识别率不受光照条件的影响,但易受面部表情和姿态的影响。

基于深度学习的识别方法通过大量数量训练得到最佳的人脸特征,不需要考虑人脸目标内在变化和外在条件变化对人脸特征识别的影响,因此具有很强的鲁棒性。深度学习方法在人脸识别的典型应用主要包括以下七个方面:基于深度学习的视频监控下的人脸识别、基于卷积神经网络的人脸识别方法、基于深度学习的人脸姿态鲁棒性建模、有约束环境中的全自动人脸识别、深度非线性人脸形状提取方法、基于深度学习的低分辨率人脸识别等。

## 6.3 应用价值

目前,从人脸识别技术领域的应用场景布局来看,在安防、金融、交通等成熟的领域,以及民生政府、教育考试和智能家居等领域具有较高的应用价值,为经济社会的发展以及人们日常生活的便捷带来了新机遇。人脸识别技术的应用价值,如表 6-1 所示。

表 6-1　人脸识别技术应用价值

| 应用领域 | 具体应用场景 | 应用价值 |
| --- | --- | --- |
| 智能安防 | 犯罪人员的识别追踪、失踪儿童寻找、为反恐行动助力 | 提高了公安机关抓捕罪犯的效率,在安防管理中达到事前预警、事中跟踪、事后快速处置的目的 |
| 科技金融 | 远程银行开户、身份核验、保险理赔和刷脸支付 | 提高资金交易安全以及金融业务的便捷度 |

(续表)

| 应用领域 | 具体应用场景 | 应用价值 |
|---|---|---|
| 智慧交通 | 刷脸安检、刷脸支付、人流监测和识别违规人员身份信息 | 提高通勤人员的出行效率和交通部门的安检效率,释放大量的人力资源 |
| 民生政府 | 政务互联网平台、公积金、社保、税务、网证、交通管理、行人闯红灯、缴交交通罚款及住建等民生政务系统;部分政务还可以通过在线人脸识别认证,在移动端线上办理 | 提升了民众的办事效率,公民可以不用窗口排队,实现自助办事,节省了因人工效率低下产生的耗时;在移动端线上办理,减轻了"办事来回跑、办事地点远、办事点分散"的困扰 |
| 教育考试 | 智慧校园、智慧教室、智慧宿舍、智慧图书馆、智慧食堂及智慧超市等教育相关的安全管控、课堂考勤、刷脸消费和智能化体验;考生身份确认 | 提高校园管理效率和教育管理现代化水平 |
| 智能家居 | 安全解锁和个性化家居服务 | 提高市民生活方式的便捷性和舒适度 |

# 6.4 典型应用

## 1)智慧安防

2020 年 12 月,全国信息技术标准化技术委员会和生物特征分技术委员会联合发布的《2020 年人脸识别行业研究报告》表明,在人脸识别的所有应用领域中,安防是人脸识别市场最早渗透、应用最广泛的领域。通过视频监控系统的庞大监控网络,可以进行图像采集、自动分析、人脸比对。将视频帧进行 1∶1 及 1∶N 的人脸比对,可以分析人员轨迹、出行规律等,实现对重点人员的识别及跟踪。人脸识别技术在雪亮工程、天网工程、智慧社区、反恐及重大活动安保等公安项目上发挥了重要的作用。仅 2018 年,公安人员通过在演唱会检票口的人脸识别系统,从张学友在南昌、赣州、嘉兴、金华、呼和浩特、洛阳和威海等地的演唱会上,抓捕逃犯二十几名。2019 年,北京大学弑母案嫌犯进入重庆江北机场第二航厦,在三号门进入防爆安全检查区域等待检查期间,机场警方透过"天眼"系统发现了他,嫌犯被监控设备 4 次抓拍,人脸识别的每次相似度比对都大于或等于 98%,最终被机场警方抓获。从安检识别到抓捕到案,前后只花了 10 分钟。此外,在企业楼宇、社区住宅的人员管理和安全防范需求场景下,人脸识别技术应用也非常广泛,通过人脸的黑白名单录入,可以有效管控区域人员出入,机器识别的高效率也大幅节省了人力资源。

### 2）科技金融

人脸识别在金融领域的应用也已经相当普遍和成熟，如远程银行开户、身份核验、保险理赔和刷脸支付等。人脸识别技术的接入，能有效提高对资金交易安全的保障，也提高了金融业务的便捷性。2015 年，招商银行最早在部分支行柜面和 ATM 业务应用人脸识别，随后包括建设银行、农业银行等四大行在内的数十家银行都纷纷将人脸识别产品引入 ATM、STM、柜面、网点和手机银行等各个业务环节，并逐渐向全体客户覆盖。2016 年 11 月，央行发布的《中国人民银行关于落实个人银行账户分类管理制度的通知》明确指出，有条件的银行可以通过视频或者人脸识别等安全有效的技术手段作为辅助核实个人身份信息的方式。关于人脸识别支付，2013 年芬兰公司 Uniqul 成为首批"吃螃蟹"的公司，面向全球首次推出人脸识别支付这一创新支付技术。2015 年在德国汉诺威 CeBIT 展会上，阿里巴巴负责人第一次向德国总理展示了支付宝的人脸识别支付技术。根据南方都市报个人信息保护研究中心于 2020 年 6 月发布的《人脸识别应用公众调研报告》，人脸识别应用场景中最普及的场景是支付转账，67.2% 受访者表示在日常生活中使用过通过人脸识别的这项业务。

### 3）智慧交通

公共交通领域对人脸识别技术的应用主要集中在机场安检以及入境管理等特别强调安全的场景。加拿大渥太华国际机场、澳大利亚当地移民及边境保护局与美国海关与边境保护局皆已尝试部署人脸识别出入境系统。国内交通领域的人脸识别应用主要包括 1∶1 人脸验证和 1∶N 人脸辨识。目前利用人脸核验证技术的刷脸安检已进入普遍应用阶段，在高铁站、普通火车站和机场皆已大面积推广。而应用 1∶N 人脸比对技术的刷脸支付主要落地在地铁公交等市内交通，这种技术能够极大提高通勤人员的出行效率，释放大量的人力资源，提升出行体验。同时，人脸识别可以对交通站点进行人流监测，根据人员出行规律预测交通人流高峰，提前做好疏导预案。除此之外，在交通违规管控方面，人脸识别技术可以帮助执法人员更快速高效地找到违规人员身份信息，并结合车辆识别等技术进行跟踪拦截。

### 4）民生政务

政务互联网平台、公积金、社保、税务、网证、交通管理、行人闯红灯、缴纳交通罚款、住建等民生政务系统，已经使用或正在使用人脸识别系统。政务服务领域的业务点主要有私有云平台搭建、政务服务自助终端、便民服务平台。人脸识别在政务系统的落地，提升了民众的办事效率，公民可以不用窗口排队，实现自助办事，节省了因人工效率低下产生的耗时。部分政务还可以通过在线人脸识别认证，在移动端线上办理，减轻了"办事来回跑、办事地点远、办事点分散"的困扰。

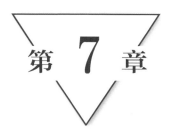

# 第 **7** 章

# 智 能 机 器 人

## 7.1　起源与内涵

　　"机器人"一词让人联想到各种各样的形象,它可以是为人类服务的类人机器,如烹饪、清洁机器人,也可能是探索火星地貌的探测车。也有人认为机器人是一项危险的技术,机器人的存在会最终导致人类的灭亡。事实上,"Robot"一词的首次使用是在一部关于工厂装配线上工作的机械人反抗它们的人类主人的戏剧中,这部戏剧源于 1921 年捷克斯洛伐克剧作家卡雷尔·恰佩克(Karel Capek)创作的《罗素姆的万能机器人》(*Rossum's Universal Robots*),书中的这些机器得名于捷克语中的"奴隶"一词。机器人由书中人物走向现实社会源于 1939 年的世界博览会,此次博览会上向世界首次展出 Elektro 和 Sparko 家用机器人,但它们只能说一些简单的语言、做出走路和抽烟的动作,并不能代替人类做家务。

　　现代机器人始于 20 世纪四五十年代,当时美国许多国家实验室对机器人技术进行了初步探索。1948 年,阿尔贡国家实验室研制的专门用于搬运放射性材料的遥控机械手,揭开了现代机器人制造的帷幕。1950 年,威廉·格雷·华特(William Grey Walter)开发出第一个能够自动寻找目标的移动机器人。1951 年,一个受松鼠启发的机器人 Squee 实现了利用光传感器感知周边环境。这些机器人似乎变得"聪明"起来,但是真正识别机器人是否是智能的还得追溯到 1956 年的艾伦·图灵(Alan Turing)发表的《计算机能思考吗?》一文。文章中提到的图灵测试是指如果机器能在 5 分钟内回答由人类测试者提出的一系列问题,且其超过 30% 的回答让测试者误认为是人类所答,则可认为机器已获得智能。也正因为此,图灵被称为"人工智能之父"。

到了 20 世纪 50 年代，机器人步入实用阶段，变得可编程。直到 20 世纪 60 年代，随着机器人技术的形成，机器人产品正式问世。1961 年，"Unimate"机器人开始在美国通用公司进行工业生产。还有名为"The Rancho Arm"的机器人在美国加利福尼亚的一家医院被研制出来，后来由斯坦福大学的一台计算机控制，用作残疾人的辅助工具。这是第一个由电脑控制的机械臂。

20 世纪 70 年代以来，机器人产业蓬勃发展，机器人技术已经发展成为一门专门的学科。1970 年，第一届工业机器人国际会议在美国召开。鉴于工业机器人的成功实践案例，机器人的应用领域进一步扩大。同时，随着使用场景的变化，也出现了具有不同结构和坐标系统的机器人。在此之后，大规模集成电路技术的迅速发展大大提高了机器人的控制性能。因此，自 20 世纪 80 年代以来，机器人终于进入了实用推广阶段。这个时候的机器人越来越智能，具有较强的适应能力和学习能力。

到了 21 世纪，各国制造业纷纷转型升级，且随着人工智能技术的发展，服务机器人开始走进大家的生活。经过几十年的发展，最终形成一门研究机器人设计、建造和操作的工程学科——机器人学（Robotics）。一般而言，机器人学涉及机器设计、控制理论、微电子学、计算机程序设计、人工智能、人因工程和生产理论等领域，以改进机器人的工作方式和思维方式。机器人已经从简单的机械臂结构，可以挑选和放置物体，发展成能够使用视觉、传感器、人工智能等技术与环境互动的智能机器人。更确切地说，机器人普遍意义上的概念可以理解成它能够思考，做出决定并对环境采取行动。

然而随着科学的不断发展，对机器人的定义也在不断变化，如机器人协会（Robot Institute of America，RIA）认为机器人是一种可重新编程的多功能机械手，通过各种程序运动来移动材料、部件、工具或专用设备，以执行各种任务；韦氏词典（*Webster's Dictionary*）里认为机器人是一种执行通常属于人的行为的自动装置，或以人的形式存在的机器；美国国家标准协会（American National Standards Institute，ANSI）对机器人的定义为一种能够进行编程并在自动控制下执行某些操作和移动作业任务的机械装置，以及日本森政弘与合田周平认为的"机器人是一种具有移动性、个体性、智能性、通用性、半机械半人性、自动性及奴隶性等七个特征的柔性机器"，国际上对机器人的定义纷繁复杂，至今尚没有一个明确的定义。

## 7.2 基本原理

智能机器人会通过传感器（或人工输入的方式）来收集关于某个情景的事实。然后将此信息与已存储的信息进行比较,以确定它的含义。根据收集来的信息计算各种可能的动作,然后预测哪种动作的效果最好。当然,机器人只能解决它的程序允许它解决的问题,它还不具备一般意义上的分析能力。通常来说,机器人的核心技术主要包括多传感器信息融合、导航和定位、路径规划、机器人视觉、智能控制和人机交互。

### 1) 多传感器信息融合

多传感器信息融合技术是近年来研究的热点。它结合了控制理论、信号处理、人工智能及概率和统计数据,为机器人在复杂、动态、不确定和未知的环境中执行任务提供了一种技术解决方案。根据用途不同,传感器可分为内部测量传感器和外部测量传感器。内部测量传感器用于检测机器人组件的内部状态,包括特定位置角度传感器、任意位置角度传感器、速度角度传感器、加速度角度传感器、倾斜角度传感器和方位角传感器。外部测量传感器包括视觉、触觉、力感、接近度和角度传感器等。多传感器信息融合是指来自多个传感器的感官数据的合成,以产生更可靠、准确或全面的信息。在此基础上,融合的多传感器系统就可以更准确地反映被检测物体的特征,消除信息的不确定性,提高信息的可靠性。

### 2) 导航和定位

在机器人系统中,自主导航是一项核心技术,也是机器人研究领域中的关键和难题。导航的基本任务包括基于环境理解的全局定位、目标识别、障碍物检测和安全防护。基于环境理解的全局定位是通过了解环境中的场景,识别人造的路标或特定的物体以完成机器人的定位并为其自身路径规划提供信息。目标识别和障碍物检测是指实时检测和识别障碍物或特定目标,以提高控制系统的稳定性。安全防护可以分析机器人工作环境中的障碍物和移动物体,以避免对机器人造成损坏。

### 3) 路径规划

路径规划技术是机器人研究的重要分支。最佳路径规划基于一个或一些优化标准(例如最低工作成本、最短步行路线、最短步行时间等)。在机器人工作空间中找到从开始状态到目标状态的最佳路径,以避开障碍。路径规划方法可以大致分为两种:传统方法和智能方法。传统的路径规划方法主要包括以下四种:自由空间法、图搜索方法、网格解耦方法和人工势场法。机器人路径规划中的大多数全局规划都是基于上述方法,但是这些方法在路径搜索效率和路径优化方面需要进一步改进。人工势场法是传统算法中一种成熟有效的规划方法,它使用环境势场模型进行路径规划,但不考虑路径是否最优。智能路径规划方法将遗传算法、模糊逻辑和神经网络等人工智能方法应用于路径规划,提高了机器人路径规划的避障精度,加快了规划速度,满足了实际应用的需求。

### 4)机器人视觉

机器人视觉系统是自主机器人的重要组成部分,它通常由相机、图像捕获卡和计算机组成。机器人视觉系统的工作包括图像采集、图像处理与分析、输出和显示,核心任务是特征提取、图像分割和图像识别。如何准确有效地处理视觉信息是视觉系统中的关键问题。目前,视觉信息处理逐步完善,包括:视觉信息的压缩和过滤、环境和障碍物检测、识别特定的环境标志及 3D 信息感知和处理。其中,环境和障碍物检测是视觉信息处理中最重要,也是最困难的过程。边缘提取是视觉信息处理中常用的方法。对于一般的图像边缘提取,使用局部数据的梯度方法和二阶微分方法,对于需要处理运动中的图像以满足实时要求的移动机器人来说,则很难。为此,提出了一种基于计算智能的图像边缘提取方法,例如基于神经网络的方法和使用模糊推理规则的方法。最近也有专家针对使用模糊逻辑推理实现图像边缘提取进行了全面深入的讨论,该方法专用于视觉导航,它可以将机器人移动到户外所需的道路知识(例如高速公路白线和道路边缘信息)整合到模糊规则库中,以提高机器人识别道路的效率和鲁棒性。

### 5)智能控制

随着机器人技术的发展,传统的控制理论已经无法准确地解决建模过程中物理对象信息不足的问题。近年来,许多学者提出了各种机器人智能控制系统。机器人的智能控制方法有:模糊控制、神经网络控制、智能控制技术融合。智能控制技术的集成包括:模糊控制与变结构控制的融合、神经网络与变结构控制的融合、模糊控制与神经网络控制的融合,智能融合技术还包括基于遗传算法的模糊控制方法。

### 6)人机交互

人机交互技术是研究如何使人们与计算机进行通信变得方便。为了实现这个目标,除了最基本的要求之外,机器人控制器还要具有友好、灵活和便捷的人机界面。此外,它还要求计算机能够理解文本和语言,说出甚至翻译出不同的语言。这些功能的实现取决于知识表示方法的研究。因此,人机交互技术的研究具有重要的应用价值和基本的理论意义。目前,人机交互技术已经取得了令人瞩目的成果,诸如文本识别、语音合成与识别、图像识别与处理以及机器翻译等技术已经开始投入实际使用。另外,人机交互设备、交互技术、监视技术、远程操作技术和通信技术也是人机交互技术的重要组成部分。

## 7.3 应用价值

机器人的应用影响着人类工作和家庭的方方面面，逐渐改变了人们的生活和工作方式，为人类提供了更高水平的服务。如在农业领域，农业智能机器人可以处理各种任务，如为除杂草或害虫进行的喷洒作业、对作物的收割，这比传统的人工方式更有效。此外，它们还可以监控作物和土壤状况，分析天气和其他环境条件对植物的影响，并预测后果。在医疗领域，机器人已经成为不可替代的外科医生助手，它们提高了手术的准确性，减少了患者的恢复时间，为患者提供更好的医疗服务。

随着智能机器人的广泛应用，新类型的工作将出现，也将产生新的技能需求，而机器不能自己工作，需要人类为其开发软件，维护和修复设备，或者根据智能技术产生的数据做出决策。而这也将增加自动化行业的就业机会。正如麦肯锡公司(McKinsey & Company)的报告所称，从理论上讲，全球人类执行的任务中，有近一半可以通过现代技术实现自动化，然而，只有5%的工作可以完全自动化。在其余部分自动化的工作中，只有1/3的活动可以完全由机器执行，而其他任务仍然需要人类的参与或监督。

更重要的是，机器人技术将推动新一代自主学习和具有认知能力的设备发展，这些设备通过学习，与周围的世界进行无缝互动，从而为数字世界和物理世界之间提供通信。机器人技术逐渐成为大型制造业竞争力和灵活性的关键驱动力。如果没有机器人技术，许多成功的制造业将无法在市场中进行竞争。同样，服务机器人的应用对农业、交通、医疗等非制造业也会产生较大的影响。

## 7.4 典型应用

按照机器人预期的应用领域和执行的任务可分为工业机器人和服务机器人。工业机器人因为其工作环境简单，所以其设计任务也可以相对简化。另一种服务机器人，包括像扫地机器人、自动驾驶汽车、无人侦察机以及外科手术机器人都需要帮助人类完成任务，因而要不断改进传感器技术以实现更亲密的用户互动。

### 1）工业机器人

工业机器人取代了从事简单重复性工作的人类工人，实现了工厂装配线可以在没有人的情况下进行操作。在一个定义明确的环境中,机器人必须按照指定的顺序执行任务,作用于精确放置在它面前的对象(图7-1)。

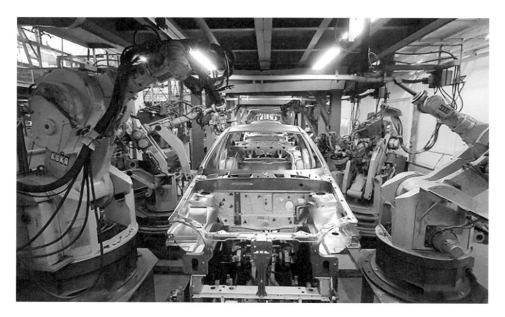

图 7-1 汽车工厂装配线上的机器人

有人可能会认为这些都是自动化设备而不是机器人。但是如今的自动化设备在某种程度上依赖于传感器,它们可以被视为机器人。因为它们工作在一个人类不允许进入的特定环境中,所以它们的设计被简化了。工业机器人需要更多的灵活性,例如,在不同方向操作对象的能力,或识别需要按正确顺序打包不同对象的能力。当工业机器人与人类互动时,需要额外的灵活性,这就对机器人手臂和移动机器人提出了强烈的安全要求。特别是,机器人的速度必须降低和机械设计必须确保活动部件不会对用户造成伤害。人类与机器人一起工作的好处在于每个人都可以执行他们最擅长的工作,即机器人执行重复或危险的任务,而人类因为能快速识别、捕捉错误和优化的机会,所以可以执行更复杂的步骤,并定义机器人的整体任务。

## 2)自主移动机器人

许多移动机器人都是需要远程控制的,它们执行的任务包括管道检查、航空摄影和炸弹处理等,这些都需要操作员来控制(图7-2)。这些机器人不是自主的,它们使用传感器让操作员远程进入危险、遥远或难以进入的地方。其中一些是半自主的,即它们可以是自动执行部分子任务,如管道机器人可以控制它在管道内的运动,而人类负责寻找需要修理的地方即可。当人类确定好无人机的飞行路径后,无人机的自动驾驶仪便可稳定飞行。完全自主移动机器人不依赖于操作者,而是机器人自己做决定和执行任务,如在不确定的地形(比如墙壁、门、十字路口)和不断变化的环境中(比如医院门诊大厅走来走去的人群,街道上移动的汽车)导航运输材料。

近些年来最受关注的自主移动机器人之一便是无人驾驶汽车。由于机动交通环境的高度复杂性和不确定性,以及严格的安全驾驶要求,对汽车的开发提出更高的要求。而更困难和危险的环境是太空。"旅居者号"(Sojourner)和"好奇号"(Curiosity)火星漫游者是半自主移动机器人。"旅居者号"在 1997 年活跃了三个月。"好奇号"自 2012 年登陆火星以来一直很活跃。虽然地球上的人类驾驶员控制着任务(驾驶路线和将要进行的科学实验),但探测车确实有自动规避危险的能力。

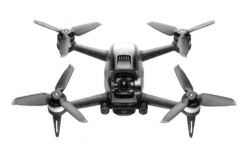

(a) 无人机

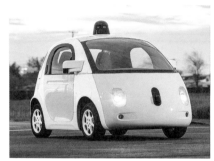

(b) 谷歌无人驾驶车

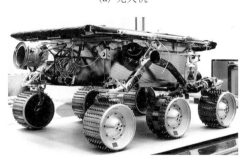

(c) 旅居者号

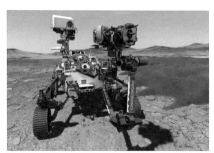

(d) 好奇号

图 7-2 自主移动机器人

### 3) 类人机器人

类人机器人是指外形与人类相似的机器人(图 7-3)。类人机器人的主要特征包括它们可以在人类的日常环境中工作、可以使用人类日常使用的工具、外形与人类相似。

其设计大多是为了满足功能方面的需求,比如检测老人的健康状况、取药、整理床单的莱尔克斯(Liectroux)机器人和与老年人进行言语交流的佐拉(Zola)机器人。也可能是为了实验目的,比如研究两足运动,或者是帮助人类更好地探索人类的认知、智能、心理等特点。

　　一般来说,类人机器人有一个躯干、一个头、两个手臂和两条腿,但是一些形式的类人机器人可能只建模身体的一部分,例如,从腰部以上建模的 PR2 机器人和 Robear 机器人。

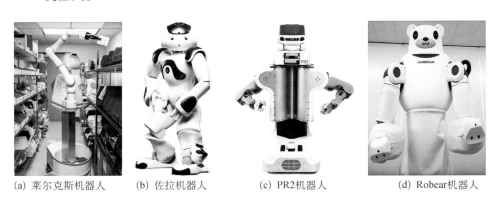

(a) 莱尔克斯机器人　　(b) 佐拉机器人　　(c) PR2机器人　　(d) Robear机器人

图 7-3　类人机器人

　　如今,机器人技术的大部分研究和发展都集中在通过改进传感器和使机器人能够更智能地控制以提高机器人的自主性上。更好的传感器可以感知更复杂的情况,但是机器人处理这些复杂的情况时要能够十分灵活地控制其行为。特别是视觉,这是一个非常活跃的研究领域。因为相机很便宜,因而机器人凭借相机可以获得非常丰富的信息。人们也正在努力使系统更加灵活,这样机器人就可以向人类学习或适应新的环境。另一个活跃的研究领域则是人类和机器人之间的互动。这涉及机器人的感觉和智能,但同时也必须考虑人机互动的心理学和社会学。

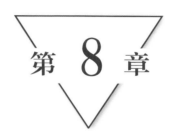

# 第 8 章

# 虚拟现实与增强现实

## 8.1 起源与内涵

### 1）虚拟现实

虚拟现实（Virtual Reality，VR）在早期被定义为借助立体镜和手套等设备实现的三维现实环境，主要侧重硬件设备与技术的集合。随后乔纳森·斯蒂尔（Jonathan Steuer）提出了一个更侧重用户体验的感知层面定义：虚拟现实是一个真实或模拟的环境，用户在其中能够体验远程呈现。远程呈现是一种借助远程操作实现的存在感体验，这种体验的产生需要借助多种感官输入，以及将这种输入与用户自身的经历同化的心理过程。

虚拟现实技术能够让用户处于有沉浸感、能够实时交互的三维虚拟可视化环境中。沉浸感指用户所认为的虚拟环境的真实程度，即虚拟环境与真实世界和行为方式的相似程度。Jonathan Steuer 认为，虚拟现实应该是一种体验，而不是一台机器。

虚拟现实技术的目标是用计算机生成的感知来替代用户的真实感知。虽然更多的感知种类可以增强用户的沉浸感，但对大部分人来说，视觉在各种感知中占主导地位，因此仅依靠视觉也可以实现虚拟现实技术。一些虚拟现实系统能够为用户的每只眼睛提供单独的视图，使其能辨别物体的远近形态，获得具有"立体视觉"的深度感知。

1965 年，在国际信息处理联合会（International Federation for Information Processing，IFIP）组织的会议上，计算机图形学之父伊凡·苏泽兰（Ivan Sutherland）提出了沉浸式虚拟现实的想法，并于 1968 年发明出了一个使用头盔显示器（Helmet Mounted

Displays，HMD)的虚拟现实系统，实现了这一想法。虽然该系统并不是第一个虚拟现实系统，但 Ivan Sutherland 却是首个提出构成虚拟现实系统概念框架并成功实现的人。

"Virtual Reality"这一术语首次出现在 1989 年，由杰伦·拉尼尔(Jaron Lanier)第一个提出。Jaron Lanier 创立的 VPL 公司曾帮助波音公司建立机舱设计、现场维护和生产线设计的模拟器，并协助福特等汽车制造商利用虚拟现实技术建立设计原型。在 VPL 公司的推动下，虚拟现实技术的理念得到了广泛宣传。20 世纪 80 年代，美国宇航局开发了基于虚拟现实技术的虚拟界面环境工作站(Virtual Interface Environment Workstation，VIEW)。1991 年，芝加哥伊利诺伊大学(University of Illinois)参与研制的洞穴状自动虚拟环境(Cave Automatic Virtual Environment，CAVE)能够实现高分辨率、全彩图像和多人演示等功能。

### 2）增强现实

增强现实(Augmented Reality，AR)是虚拟现实的一个变体，不同的是，增强现实系统的用户可以观察到真实的环境，增强就是指把虚拟图像叠加到真实环境中(反之也可以移除或隐藏部分真实环境)。因此增强现实也可以被看作是一种介于完全真实和完全虚拟之间的混合现实(Mixed Reality，MR)。20 世纪 90 年代末，出现了一种计算机辅助设计工具，可以让多个用户共享增强现实界面，用户可以通过改变自己的身体比例进入沉浸式环境中，实现从增强现实到虚拟现实的转换。

增强现实技术的目标是保证虚拟信息与用户周围的现实环境融为一体。同样为了避免将定义限制在技术层面，将增强现实定义为具有以下三个特点的系统：真实和虚拟的结合、实时交互和三维注册，其中三维注册强调用户对空间感知的精确性和智能性，体现了虚实融合的时空一致性。与虚拟现实类似，增强现实的实现也要借助多种感官的输入。

1974 年，迈利布·克鲁格(Myrib Krueger)发明的 Videoplace 系统能够在现实场景中投射画面，并使用户的剪影与投影画面进行互动，这一系统成为增强现实系统的雏形。1990 年，波音公司的研究员托马斯·考德尔(Thomas Caudell)和戴维·米泽尔(David Mizell)发明了帮助飞机装配工人实时查看电缆装配图的透视式头盔显示器。1992 年，他们两人首次提出了"Augmented Reality"这一术语。1993 年，与增强现实技术有关的研究开始集中出现，1990—2000 年间，增强现实技术逐渐形成了一个独立的研究领域。

20 世纪 90 年代，增强现实技术被引入航空公司，作为飞行员的培训工具。1992 年，美国空军开发的 AR 系统"Virtual Fixture"能够使用户通过头盔看到远程机器人在线拍摄的画面，还能通过操作杆远程操纵机器人的手臂。20 世纪 90 年代中期,出现了第一个协同的增强现实系统,允许多个用户共同体验被虚拟信息增强的物理工作空间。20 世纪 90 年代末,开始出现有关增强现实和混合现实的国际研讨会和专题讨论会,如增强现实环境设计研讨会(Designing Augmented Reality Environments,DARE)等,以及专注于增强现实的组织,如日本的混合现实系统实验室(Mixed Reality Systems Lab),以及资助 ARVIKA 项目的德国联邦教育与研究部(German Federal Ministry of Education and Research)。随着技术的进步,虚拟现实和增强现实得到了越来越多的发展和应用。

## 8.2 基本原理

### 1) 虚拟现实

虚拟现实技术的工作机制包括信息的输入、处理和输出三个环节,原理如图 8-1 所示。

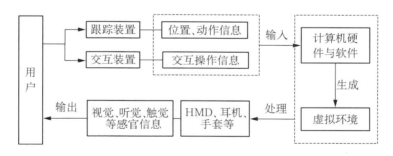

**图 8-1  虚拟现实技术原理**

(1) 通过人机交互界面跟踪用户的位置、动作信息,以及用户通过交互设备输入的交互操作信息;

(2) 将收集到的信息输入计算机,经过建模处理生成虚拟环境;

(3) 借助各种设备,通过视觉、听觉、触觉和嗅觉等多种感官输出改变用户的感知体验。

虚拟现实系统中用户能否获得远程呈现的体验,取决于三个因素:虚拟环境使用的感官刺激类型、用户和环境交互的方式以及个体在环境中不同的体验特点。个体体验的差异主要与用户的意识和心理等因素有关。在技术方面,计算机生成虚拟环境的真实性和互动性是决定远程呈现效果的两个决定因素。

真实性指虚拟现实系统使用的技术能够产生丰富虚拟环境的能力,包括感知的广度和深度两个维度。感知的广度指的是同时呈现的感官输入数量,一定的冗余能够提高真实性;感知的深度指每个感官输入质量,取决于系统编码的数据量和传输通道的数据带宽。

互动性指用户可以与虚拟环境实施互动的形式和内容的多样性程度与深度。影响虚拟环境互动性的三个因素包括:用户的输入经计算机硬件与软件接收、处理后生成虚拟环境的速度、用户可以改变的虚拟环境参数数量,以及虚拟现实系统以自然的方式将输出映射到虚拟环境中的能力。

虚拟现实系统的基本技术和设备包括:生成虚拟环境的计算机硬件与软件、人机交互界面(感官输入、运动和位置跟踪技术等)、远程机器人技术和网络技术。在人机交互界面的感官输入设备中,最常见的一类就是头盔显示器,虚拟现实系统通过跟踪用户的位置变化,实时修改头盔显示器中显示给眼镜的视觉图像。

### 2) 增强现实

增强现实技术的关键环节点包括跟踪、注册与校准以及显示,原理如图 8-2 所示。

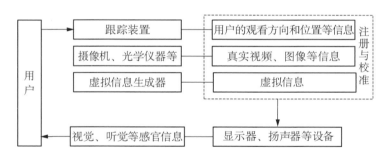

图 8-2 增强现实技术原理

(1)跟踪:在增强现实系统的运行过程中,需要准确跟踪用户的观看方向、位置、手势及运动等信息,以实现真实和虚拟信息的注册和校准。可以采用超声波、光学技术和磁性等多种跟踪方式。结合不同方式的混合跟踪技术能够融合各种跟踪方式的优势,而这也是未来增强现实技术的发展趋势。当增强现实系统的用户可以在系统中移动位置时,需要跟踪系统具备远距离的跟踪能力。

(2)注册与校准:注册指匹配真实信息与虚拟信息,避免视觉错位问题。注册是增强现实技术的关键环节,为了实现与用户的实时互动,需要使用灵敏的注册技术。为了更好地匹配真实和虚拟信息,需要进行校准。例如可以在真实环境中放置位置已知的标靶,根据标靶在增强现实系统中显示的图像位置进行校准。

（3）显示：增强现实系统的视觉显示器可以分为头戴式、手持式和投影式显示器。头戴式显示器主要有两类：视频透视式和光学透视式显示器。前者通过摄像机捕捉真实物体/场景，与虚拟信息结合呈现在视觉显示器上；后者则利用部分透光的光学仪器，使用户同时看到真实世界和反射在透明表面上的虚拟信息。手持式显示器使用手持式平板液晶显示器，利用摄像头拍摄的视频显示覆盖在真实物体上的虚拟信息。投影式显示器则直接将虚拟信息投射到真实物体上，可以分为不需要特殊眼镜和需要头戴式投影仪两类。

与虚拟现实类似，增强现实系统的有效性也会受到人为因素的影响，包括眼疲劳和适应性等。

## 8.3 应用价值

### 1）虚拟现实

在虚拟现实系统中，用户可以突破现实环境的限制，同时还能够保证用户的安全性，因此虚拟现实技术拥有很好的应用价值。美国虚拟现实研究与发展委员会（Committee on Virtual Reality Research and Development）提出，虚拟现实技术在制造、医疗、危险作业和各种技能培训领域中有很大的应用前景，其次是教育、信息可视化和远程通信等领域。

在制造生产过程中，当产品非常复杂，且价格较高时，通过建立虚拟模型来辅助设计和制造，可以节省成本，实现从计算机辅助程序与技术到虚拟现实程序与技术的升级。在医疗领域，由于虚拟现实技术可以对虚拟环境进行严格控制，因此可以借助该技术实施更加精确的治疗策略。在处理危险材料、执行消防或警务任务等危险环境中，虚拟现实技术可以帮助用户在更加安全的环境下完成作业。通过创造虚拟环境，虚拟现实技术可以增强培训过程的灵活性，并在培训过程中提供更加详细的反馈信息，更精确地评估受训者的表现。有研究表明，接受过虚拟现实模型训练的医师再进行手术时比没有接受过训练的医师失误更少。

虽然在教育领域应用虚拟现实技术，可以通过更加形象的方式表达抽象知识，启发学生的创造性思维，让学生的注意力更加集中。但美国虚拟现实研究与发展委员会认为，除非教育基础设施发生根本性变革，否则虚拟现实技术的应用只能为教育行业带来十分微小的价值。

### 2）增强现实

增强现实技术通过融合真实和虚拟信息，增强了用户对现实世界的感知和互动，有助于用户更好地执行现实世界中的任务。目前增强现实技术已被广泛用于医疗、维修、军事和制造等领域的多个环节中。

在医疗领域，应用增强现实技术可以辅助医学培训，提高培训的效率，此外还可用于辅助外科手术，通过叠加肿瘤位置等虚拟信息，提高手术的质量和效率。在维修中，增强现实技术可以提高工人的维修工作质量，进而提高客户满意度，降低维修成本。在军事领域，增强现实技术用于军事飞机中，可以在真实环境中叠加攻击目标的信息，帮助飞行员扩大打击的范围。在制造业中，应用增强现实技术可以帮辅助装配工人更加全面、精确地了解装配过程信息，还能够通过多用户间的协同交互，更加高效地完成装配工作。

## 8.4 典型应用

基于上述虚拟现实与增强现实技术的应用价值，目前这两项技术在医疗服务、技能培训、工业制造和文化娱乐等领域中都得到了比较广泛的应用。

### 1）医疗服务

在对患者的治疗过程中，虚拟现实技术比较适用于对焦虑症、恐惧症、创伤后压力障碍及社交恐惧症等精神障碍患者的治疗。此外，虚拟现实系统还可以用于虚拟手术和远程会诊，外科医生之间通过视频和语音交流，实现远程互动和手术指导。虚拟现实技术还可用于对治疗方案进行模拟、预估手术的复杂性等，以更精确地规划治疗和手术安排。

增强现实技术能够在患者的患病部位叠加预先诊断的影像，为外科医生提供视觉指导。例如，虚拟血管内窥镜可以生成血管的腔内视图；在肿瘤切除手术中，通过叠加肿瘤的精确位置，可以辅助外科医生进行更准确的切除，最大限度减少复发风险和对患者的伤害。

美国奥古斯塔（Augusta）的乔治亚医学院（The Medical College of Georgia）开发并应用了一套基于虚拟现实技术的远程医疗系统，使用交互式语音、视频通信和生物医学遥测等技术，使农村医疗机构与大型医疗中心能够进行远程会诊。农村地区的医生和患者无须离开社区就可以咨询城市大型医疗中心的专家。

## 2）技能培训

虚拟现实技术可以用于军事模拟训练、企业技能培训、外科手术技能培训等多种技能培训中，目前虚拟现实技术在外科手术技能培训方面已经实现了商业化。通过创造虚拟的系统环境，虚拟现实技术能够增强培训的灵活性。

增强现实技术通过将文本、视频或图片等信息叠加在使用者的视野中，使其能够更快地吸收手册和指南中复杂的任务知识，并且在训练过程中可以不用阅读纸质手册，将注意力更好地集中在训练任务上，缩短培训时间提高效率。

目前，在外科手术技能培训中，虚拟现实技术最常见的应用包括腹腔镜手术、颈动脉支架手术和眼科手术等培训。在现实的手术过程中，医护人员需要应对多种突发情况，虚拟现实技术可以帮助使用者在相对安全的环境下进行训练。

## 3）工业制造

虚拟现实技术是工业 4.0 的核心技术之一，可用于产品论证、设计、装配和评估等环节。在工业领域利用虚拟现实技术，可以创建出一个实时、交互式的虚拟环境以实现沉浸式设计。此外该技术还可以用于产品的虚拟装配计划、虚拟成本分析、产品可视化、分析模拟可视化和产品设计中的人机工程学分析等，对虚拟样机进行分析能够节省成本和时间。在网络化的虚拟协同设计中，设计师、规划者和制造商可以共同参与到产品和工件的设计过程中。

增强现实用于工业制造，可以通过在现实中叠加文本、语音等信息，引导制造过程，实现增强设计和增强制造。用户可以在真实环境中对虚拟设计成果进行观察、编辑、拉伸、拖动和删除操作，协同和分布式增强设计同样可以使设计者们在三维空间中协同创建和修改虚拟模型。增强装配设计和规划还可以让工程师通过操纵虚拟原型，来设计、评估和规划产品装配的顺序。

德国魏玛包豪斯大学（Bauhaus-Universitaet Weimar）建筑系开发的虚拟现实辅助建模器（Vritual Reality Aided Modeler，VRAM）能够在工业设计师的概念设计基础上应用三维用户界面技术，进行虚拟现实辅助建模。

## 4）文化娱乐

虚拟现实技术可以将静态的艺术作品（如油画、雕刻等）转化为动态的形式，以帮助观赏者更好地理解作者的艺术思想。在虚拟博物馆中，参观者可以通过交互的方式浏览展品，获得感官沉浸式体验。虚拟现实用于旅游业，可以帮助行动不便的残疾游客获得虚拟旅行的体验，还可以进行旅游路线的规划和景点及旅游产品的宣传。

增强现实技术可以用于复原古迹，以数字化的形式保护遗产，为游客提供身临其境的感觉。在文物上覆盖文字和视频等信息,能够为游客提供更加丰富的文物导览解说。增强现实还可用于在现实世界中显示虚拟的个人信息,实现社交功能。

迪士尼在 1992 年创建了一个虚拟现实开发工作室,用来开发互动景点。在"阿拉丁魔毯之旅"中,用户通过佩戴头盔显示器可以比赛穿越虚拟世界。扎哈·哈迪德(Zaha Hadid)和伦敦蛇形画廊(Serpentine Gallery)在香港曾合作举办了名为"实验永无止境"(There Should be no End to Experimentation)的展览,观众能够以虚拟现实的形式接触到展览的建筑作品。

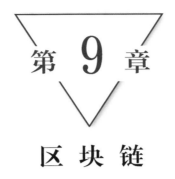

# 第 9 章

# 区 块 链

## 9.1 起源与内涵

区块链源于比特币。2008 年,中本聪(Satoshi Nakamoto)发表了一篇题为《比特币:一种点对点的电子现金系统》的文章,介绍了一种无需信用中介即可完成点对点交易的电子现金系统构架理念。2009 年,中本聪创建了加密货币——比特币系统,它类似一个网络所有交易的公共账本,任何人可通过安装系统发布的开源程序,成为比特币点对点网络的一部分。比特币的底层技术就是区块链,其本质上是一个分布式的记录数据库,记录了参与方之间执行和共享的所有交易或数字事件。传统的数据库一般用中央数据存储库来储存大量信息以便用户能快速、轻松地访问、过滤和操作,如图 9-1(a)所示。传统数据库由于技术和安全问题,组织之间难以实现共享。区块链则是以共享的方式使各组织之间形成一个网络,网络中的每个节点以点对点方式交流或交易,无需任何中介,实现了去中心化,如图 9-1(b)所示。该阶段是以加密

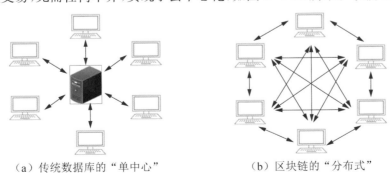

（a）传统数据库的"单中心"　　　　（b）区块链的"分布式"

图 9-1　传统数据库和区块链的模式

数字货币为标志的区块链 1.0。但区块链 1.0 的系统开发难度较大，实时交易耗时长，难以适用于大规模的应用需求。

针对区块链 1.0 存在的不足，区块链引入了智能合约。智能合约最早是在 1995 年由尼克·萨博（Nick Szabo）提出，但直到加密货币、可编程支付的概念出现才被广泛关注。智能合约是一种满足一定条件就可自动执行合同条款的计算机程序，如自动贩售机。区块链技术使智能合约得以实现，而智能合约的引入降低了区块链的运行成本，提高了效率，进一步促进了区块链的发展，使其应用领域得到拓展。该阶段称以智能合约为标志的区块链 2.0。随着人工智能、量子信息、物联网等新一代信息技术的发展，社会逐渐进入万物互联、价值互联网时代，区块链也进入以建立跨组织互信为标志的 3.0 时代。

区块链能够广泛应用，得益于该技术的三大核心特征：去中心化、分布式和不可篡改，其中去中心化是最本质的特征。这些特征使其具有以下三个优势：①数据公开透明，区块链上任何对数据的操作都会在系统中留下记录，使得数据难以被篡改，这种不可篡改性保证了区块链上数据的公开透明。②安全高，区块链采用加密证明，链上任何的交易必须先验证交易中涉及各方的身份，这种设置确保了在没有各方同意的情况下，无法将虚假交易添加到区块链，从而保证每个交易的安全。③效率高，由于分类账簿的去中心化特性和智能合约的应用，使得区块链在处理大量交易时具有高效率。

## 9.2 基本原理

区块链系统运用的主要技术有哈希运算、数字签名、共识算法和智能合约。

### 1）哈希运算（Hash Algorithm）

哈希运算是一种将接收的输入信息转换为输出的数学算法。它能把任意类型的数据通过一定计算，生成一个固定长度的字符串，输出的字符串由数字和字母组成，即该输入区块链的哈希值，类似于人的"指纹"。哈希运算具有正向计算快速、逆向推算困难、强抗碰撞性（不同的数据无法产生相同哈希值）等特性。如图 9-2 所示的区块链数据结构，哈希构建的链式结构使得区块链具有防篡改特性。

### 2）数字签名

数字签名是通过一定算法来实现传统物理签名的效果，类似日常生活中的手写

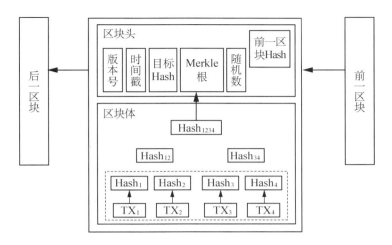

图 9-2　区块链数据结构示意

签名，具有唯一性。区块链中的数字签名采用非对称加密算法，即每个节点需要一对公钥和私钥密钥对。公钥是向所有人公开的，以校验身份的合法性；而私钥则是保密的，只有本人拥有，且无法通过对应公钥推算获得。当节点发送交易信息时，交易方使用私钥对交易内容签名，并附在交易中。网络中其他节点接收到交易信息后，先验证数字签名，确认交易发送方的合法性，通过验证后才会触发后续流程。区块链利用数字签名来控制权限，判别交易方的身份合法性，从而防止身份冒充、欺诈等行为出现。

### 3）共识算法

共识算法是为了解决在不可信环境下，去中心化系统中各节点如何高效地对数据有效性达成共识的问题。以早期比特币采用的工作量证明共识机制为例，通过引入分布式节点算力竞争来保证全网数据统一和共识安全。各节点（矿工）相互竞争共同解决一个求解复杂但容易验证的难题（挖矿），运用"最长链有效"机制评判各节点生产的区块有效性，只有全网中最长的链才被认为是合法和有效的，并对有效区块的生成者给予一定奖励。

### 4）智能合约

智能合约是一个满足预定条件就可自动运行的计算机程序。具体而言，智能合约是一组描述存储在区块链上自动执行全部或部分协议的程序代码，代码包括接收和处理各种的条件、事务处理机制、数据存储机制等，当满足触发条件后，系统按照预设程序，读取相应数据并计算，计算结果会保存在链式结构中。

## 9.3 应用价值

区块链为在不可信环境下,进行信息和价值传递交换提供了有效的可行路径,具有广泛的应用价值。从市场看,区块链减少了市场的中间环节,在不需要任何第三方机构的条件下就能进行经济活动,不仅减少了交易流程和成本,提高了效率,又能排除交易中人为干扰的潜在风险。另外,区块链能用于建立跨产业主体的可信协作网络,促进产业上下游高效协作,提高产融结合效能,弥补金融和实体产业间的信息不对称,建立高效价值传递机制,实现传统产业价值在数字世界的流转。

从技术看,区块链有助于推进数据记录、传播和存储管理的变革。区块链系统提供了一个可信的计算平台,有望成为未来互联网的底层协议。云计算、大数据、物联网等新一代信息技术的发展为区块链的发展提供了基础支撑,同时区块链技术也促进了这些技术产业的发展。如云平台的开放性和资源的易获取性有利于区块链创新。区块链的不可篡改性使得链上记录的每个数据具有可追溯性,使得数据质量具有强信任背书,从而保证了大数据的挖掘效果和分析准确性。区块链的去中心化为物联网的自治理提供了途径,有助于实现分布式物联网的去中心化控制。

从社会结构看,区块链能将经济、法律、信息系统融为一体,颠覆原有的社会监管和治理模式。如区块链的信息透明性、可追溯性使政务信息更加公正透明,可减少官僚主义、自由裁量权和政治腐败,缓解公众质疑。同时,区块链有助于实现激励相容的制度,既解决了非对称信息导致的机会主义行为,又实现资源的最优配置,将社会福利最大化。

## 9.4 典型应用

区块链作为一项新兴技术,目前已经在金融服务、供应链管理、民生政务等领域有着广泛的应用。

### 1) 金融服务

金融是区块链应用最早的领域,传统的金融交易通常需要央行、商业银行、法院等第三方进行背书,交易成本高,且过程烦琐。互联网金融通过大数据建立信用,降低成本,但这些大数据是每个互联网公司的内部资源,并不与外界分享,形成了多中心的数据孤岛。区块链去中心化、信息公开和不可篡改的特性,为建立信任机制提供了便利,各类金融资产如债券、票据、保单均可以整合到区块链上,成为链上数字资产,进行存储、转移、交易等操作。区块链作为金融科技的底层技术架构,凭借其交易流程简化、交易成本低、交易安全性强等优势,在金融领域应用广泛。

区块链在金融服务领域的应用场景主要有:①清算与结算,特别是对跨境业务。传统的跨境支付与清结算过程,需要经过多个机构,速度慢、效率低。但区块链技术使跨境交易流程简化、费用降低,同时也降低了金融机构间的对账成本和争议成本,如 2017 年推出的基于区块链技术的 VisaB2B Connect 全新平台。②数字资产。在共享经济的大背景下,区块链帮助数字资产在发行和流通过程中实现资产确认、交易、记账、对账和清算等功能,提高了数字资产的流通能力。另外,区块链可为用户将身份、支付凭证以及数字信誉信息安全地绑定到唯一的标识符上,从而提高了用户的可信度,如 2019 年 Facebook 牵头发布全球数字加密货币项目天秤座(Libra)。③保险理赔。区块链技术提供的智能合约,无需投保人申请和保险公司审批,达到智能合约所规定的理赔条件,保单自动理赔,如 2017 年腾讯云区块链 TBaaS 与人寿保险公司共同打造的保险理赔一站式服务。

### 2)供应链管理

供应链是人类社会活动中的一套极其复杂的系统工程,由物流、信息流和资金流共同组成,涉及供应商、制造商、分销商和最终用户等参与方。供应链运行过程中各参与方之间存在大量交互和协作,传统的供应链管理由于各类信息缺乏透明度,一旦出现问题需要花费长时间寻找和解决问题,供应链整体运行效率低。区块链使交易各方的数据公开透明,由于数据的不可篡改性,一旦出现问题,就能及时发现和追责,当各方争议时也能快速举证。

区块链在供应链管理的应用场景主要有:①物流,特别注重信息的保密性。区块链无法被伪造的数字签名和公私钥加解密机制为保障信息安全提供了技术支撑。②溯源防伪,通过在区块链上记录供应链或销售过程中的全流程信息,实现产品、药品、艺术品等信息检索和追踪,可有效减少欺诈造假行为。如顺丰优选项目"丰溯Go"依托区块链技术,搭建商品供应链全程溯源体系,解决了跨境商品身份认证难题。

### 3)民生政务

民生政务涉及公民日常生活的方方面面,2016 年政府工作报告明确提出大力推进"互联网+政务服务",区块链的分布式、透明性、可追溯性和公开性等特点与该理念相契合,该技术在政务上的应用提升了政务服务效率,在一定程度上缓解了社会矛盾。

区块链在民生政务领域的应用场景主要有：①智慧政务。在个人移动终端上提供公民登记、电子投票、市场监管及取证等服务，实现"数据多跑路、百姓少跑路"的政务目标。如蚂蚁区块链研发的检察区块链取证设备，将区块链技术与物联网融合，自动生成取证报告，并对电子数据的完整性和真实性进行认证。②智慧医疗。通过搭建智慧医院平台、互联网＋药品流通、网订店送等一系列措施提升医疗服务质量。区块链技术让患者、医院、药企与卫生和计划生育委员会等多方参与形成一个互信联盟，确保电子处方信息流动过程中的保密性、防篡改、全程可追溯，如腾讯发布的微信智慧医院。③公益慈善。区块链技术将每个交易方作为区块链上的一个节点，各机构的各项资产和产品转化为链上网络的数字资产，公益善款和账目开销等信息公开透明，全网共享，实现公益活动过程中信息与行为的全流程存证和全周期追溯与审计。如贵州省搭建的区块链智慧公益平台。

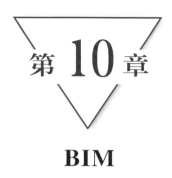

# 第 10 章

# BIM

## 10.1 起源与内涵

BIM 的全称是 Building Information Modeling，其具体内涵存在多种阐述。国际标准组织设施信息委员会（Facilities Information Council，FIC）对 BIM 的定义是利用开放的行业标准，将设施的物理和功能特性及其相关项目的全生命周期信息进行数字化呈现，进而为项目决策提供支持。美国国家建筑信息模型标准（National BIM Standard，NBIMS）认为，BIM 是设施物理和功能特性的数字化表达，不仅为设施决策提供可靠支持，也为不同利益相关方补充、提取、更新和修改建筑信息提供协同作用的平台。

我国住建部发布的《关于推动建筑信息模型应用的指导意见》中指出：BIM 是在计算机辅助设计（Computer Aided Design，CAD）等技术基础上发展起来的多维模型信息集成技术，是对建筑工程物理特征和功能特征信息的数字化承载和可视化表达。我国住建部发布的《建筑信息模型应用统一标准》（GB/T 51212—2016）对 BIM 的定义是："在建筑工程设施全生命周期内，对其物理和功能特性进行数字化表达，并依此设计、施工、运营的过程和结果的总称。"

BIM 通常是特殊格式的计算机文件，可以被提取、交换或网络化，用以支持有关工程项目管理的决策。个人、企业和政府机构在规划、设计、建造、运营和维护建筑物和各种基础设施时都会应用到 BIM 的相关软件，如给排水、垃圾处理、机电电气、通信设施、道路、铁路、桥梁、港口和隧道等项目。

BIM 的概念源于 20 世纪 70 年代，Chuck Eastman（后来被誉为 BIM 之父）提出了建筑描述系统概念。1992 年，G. A. van Nederveen 和 F. P. Tolman 首次明确提出了 BIM 一词。但之后的 10 年，BIM 并没有受到广泛关注和使用。直到 2002 年，AutoDesk 发布《BIM 白皮书》之后，其他软件厂商纷纷开始关注并参与这个领域。2003 年，Jerry Laiserin 汇总整理了 Autodesk、Bentley Systems 和 Graphisoft 以及其他从业者的研究，将 BIM 术语规范化。随着工程项目复杂程度的增加，一些公司在 BIM 框架的基础上开发功能更强大的 BIM 系统，为项目管理提供技术支持。BIM 技术对传统建筑行业带来了变革，其优势也为建筑行业的转型升级提供了可行途径。

Chuck Eastman 还在其著作 *BIM Handbook* 中指出，BIM 并不能简单地被理解为一种工具，它体现了建筑业广泛变革的人类活动，这种变革既包含了工具的变革，也包含了生产过程的变革。由此可见，随着 BIM 技术的不断发展，BIM 技术的边界已经超越了传统的产品模型，为建设和管理领域带来新的思维和方法，正在引发整个建筑行业的变革。

BIM 凭借其结构化、可靠的建筑信息，可以很大程度上解决传统建筑业在过程、专业、组织等方面分裂的行业痛点，提高项目中各方协同水平，从而提升建筑行业的生产效率。

## 10.2 基本原理

BIM 技术的基本原理及实现过程如图 10-1 所示。

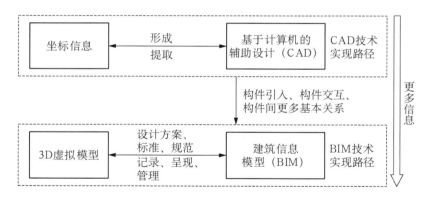

图 10-1 BIM 技术基本原理示意图

与 CAD 的 2D 平面模型不同，BIM 技术基于 3D 的面向对象的虚拟建模方法，能实现模型的智能交互。BIM 中的智能数据包括设计准则、详细规范或性能标准和调试、维护数据和备件清单，以及其他在项目全生命周期中可能有用的信息。其次，在 BIM 系统中构建各类信息的逻辑关联，如在模型中当墙壁被移动时，窗户会附着在墙上随之移动。同样，如果建筑的任何部分发生了变化，所有其他受影响的部分也会自动发生变化。这体现了参数化构建模型的优势,模型上的任何一点发生变化,其他相关的部位都将随之自动更新。

一个有效的参数化构建模型可以管理组件级的对象数据,更重要的是可以关联模型中所有组件、视图和注释的信息。如,将通向楼梯井的门锁定在距离楼梯立管的特定距离处,以确保出口空间,或将门锁定在距离墙壁特定距离处,以确保家具空间或无障碍空间。

BIM 系统除了可以通过自定义来创建参数对象外,还提供参数化对象先例库供设计师直接使用,同时,先例库也能进行二次开发以满足设计师的特定需求。

## 10.3 应用价值

BIM 在建设项目的不同阶段都有不同的应用价值,具体见表 10-1。

表 10-1　BIM 技术在建设项目全生命周期中的应用价值

| 应用阶段 | | 应用点 | 应用价值 |
|---|---|---|---|
| 设计阶段 | 方案设计 | (1) 场地分析 | 论证建设用地布局、景观合理性,优化高效的交通流线和消防路线方案 |
| | | (2) 建筑性能模拟分析 | 对场地风环境、室内自然采光和自然风等进行模拟,为后续深化设计改进提供参考 |
| | | (3) 设计方案比选 | 比如:门厅设计、样板房装修、楼层功能布置及基坑施工方案、钢连廊方案等 |
| | | (4) 虚拟仿真漫游 | 整体漫游为功能设计和需求验证提供基础 |
| | | (5) 特殊设施模拟 | 比如:交通和停车库外围运行方案,提供高峰时段疏导措施、车辆等待的方式和数量,并对车流通畅提出了保证措施 |
| | | (6) 特殊场所疏散模拟 | 为整栋楼及重要场所提供疏散路线、保证安全及采取的设计优化措施 |
| | 初步设计 | (7) 建筑、结构专业模型构建 | 实现设计过程可视化,为施工图设计提供设计模型和依据 |
| | | (8) 建筑结构平面、立面、剖面检查 | 针对建筑图纸与结构图纸优化不同步导致的碰撞和矛盾问题提出相应建议 |
| | | (9) 面积明细表统计 | 对各楼层医疗用房面积与业主进行校对分析,从而保证设计的精确性,尽量避免后期使用过程中房间使用功能的变更 |
| | | (10) 设备选型分析 | 对电梯、空调及医用气体系统设备进行模拟,避免计算失误造成的设备不足或浪费 |

| 应用阶段 | | 应用点 | 应用价值 |
|---|---|---|---|
| 设计阶段 | 施工图设计 | (11) 各专业模型构建 | 建筑、结构模型调整,构建暖通、给排水、电气模型,为碰撞分析等奠定基础 |
| | | (12) 碰撞检测及三维管线综合 | 碰撞分析,避免空间冲突,最大化避免了设计错误传递到施工阶段 |
| | | (13) 竖向净空分析 | 达到各区在不改变结构和系统情况下的最大管线安装高度 |
| | | (14) 虚拟仿真动画漫游 | 减少由于事先规划不周全面造成的浪费等 |
| | | (15) 建筑专业辅助施工图设计(2D制图) | 输出 2D 图纸,辅助设计优化 |
| 施工阶段 | 施工准备 | (16) 施工深化设计 | 对机械停车库、连廊钢结构、精装修、变电站和管线综合等深化设计,优化施工图 |
| | | (17) 施工方案模拟 | 通过对地下工程、主体工程、连廊钢结构、变电站等关键施工工艺模拟,优化施工方案 |
| | | (18) 预制构件深化设计 | 对重要部位(如手术室、净化室)进行深化设计,提高设计和施工的准确性 |
| | 施工实施 | (19) 进度管理 | 通过 4D 模拟、跟踪分析、控制分析以及进度的事后评价,使计划更精细、可行 |
| | | (20) 工程造价管理 | 包括提高造价计算准确度、进行材料设备统计及限额设计、控制变更及进款支付以及最后竣工结算等角度,更好地控制工程造价 |
| | | (21) 质量与安全管理 | 提高设计质量,通过云平台实现质量过程控制。通过 BIM 的安全检查、安全培训和安全交底,提高安全管理水平 |
| | | (22) 竣工模型构建 | 提高竣工模型的数据准确度,为竣工验收及后续运维提供模型和数据基础 |
| 运维阶段 | | (23) 运维模型构建及维护 | 完善运维模型,集成建筑全生命期内结构、设备等全部相关信息,为后期运维提供模型基础和数据基础 |
| | | (24) 空间、资产、能源管理 | 照明、消防等各系统和设备空间的定位,设备的装修、空间规划和维护操作。提高医院运维管理的可视化、数字化、精细化及智能化等管理水平和管理效果 |

## 10.4 典型应用

### 1) BIM 与设计管理

BIM 类似一个建筑信息库,其中大量丰富的建筑信息为建筑空间的设计工作提供了有力支持。同时,BIM 的动态可视化有利于设计方案的优化和升级。BIM 在建筑空间设计中的典型应用场景举例如下。

(1)建筑内流线设计

随着现代建筑设计复杂性的不断提升,建筑内部流线愈发复杂,同时部分建筑由于其独特的功能属性需要对不同流线的可达性进行区别,这对流线设计带来了极大的挑战。基于 BIM 技术,可以集成大数据、人工智能等新兴技术,对建筑内部流线进行科学合理设计。

(2)设备空间设计

由于每个设备具有特定的规模、形状和高度,设计人员在进行建筑空间设计需要专门预留设备空间,还要避免不同设备之间的碰撞和界面衔接问题。而将设备信息集成到 BIM 中,可模拟验证设备的进出场、安装、使用和维护等多阶段场景,确保设备设计的合理性,减少实施过程因设计不合理而导致的返工。

(3)设计方案审查

在布局设计阶段完成后,可对整个 BIM 进行设计质量检查(图 10-2),包括模型与图纸的一致性检查、设计的合规性检查、建筑结构的碰撞性检查以及机电设备的合理性检查。通过上述检查验证设计方案的科学合理性,减少了后期因设计问题导致的重大变更,有利于提高项目造价的可控性。

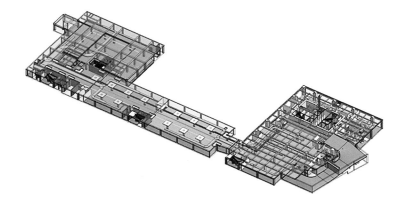

图 10-2　设计质量检查模型

## 2)BIM 与施工管理

随着建设项目规模的不断扩大,通常需要由多个施工班组同时施工,各班组之间的协调配合工作量巨大,这给现场管理带来极大挑战。BIM 集成了大量的工程相关信息,如施工进度、工程造价、施工组织安排,为项目管理者的决策和目标控制提供了强有力的支撑。此外,基于 BIM 的多方协同管理平台,解决了传统项目管理上的沟通效率低、协作难度大的问题。

（1）施工进度管理

BIM 可实现施工进度的 4D 可视化模拟（图 10-3），管理人员可通过观察各项施工操作，更容易发现进度安排中的不合理，进而重新优化进度计划，减少后期实施损失。BIM 的施工进度模拟功能也为管理者判断资源分配的合理性提供了依据。

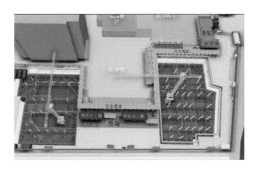 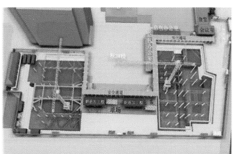

图 10-3　BIM 施工进度模拟

（2）施工质量管理

对于工程质量的控制与管理，除了保证 BIM 深化设计的质量要求，BIM 的施工工艺选定，还必须基于 BIM 进行技术交底，将优化的设计文件和施工组织文件落实到生产一线中。基于 BIM 云平台，实行施工质量动态跟踪监控，通过移动端智能手机、平板电脑登录系统，将现场采集的质量管理信息进行上传，无人机会针对项目进行定期巡检，并将相关的质量管理信息在云平台中同步。

（3）施工安全管理

集成 BIM 技术与云信息平台，构建施工全过程安全跟踪反馈机制，保障了施工人员、项目的生命和财产安全。同时，施工现场本质上具有复杂性和不可预知性，需要在存在安全隐患和发生安全事故时保证信息的传递效率，第一时间进行相关隐患的排除和事故的处理，减少因信息缺失和跟踪不及时造成的质量管理疏漏。

## 3）BIM 与运维管理

BIM 技术与建筑内部各类视频监控系统融合，平台通过实时数据采集并与预置 BIM 对接，实现运营设备全局可视，结合商业智能（Business Intelligence，BI）技术与前沿数据可视化方法，可以跨屏幕实时数字化监控；将建筑设备自控系统、消防系统、安防系统及其他智能化系统接入 BIM，形成建筑运行管理方案。建筑设备的参数、安装位置、实时动态情况等数据关联到建筑模型中，用三维可视化呈现建筑设施运行过程中的实时状况。一旦设备出现任何问题，维护人员能通过运维管理系统平台快速找出故障设备并进行维修，以恢复建筑与设施的正常运行。

# 第**2**篇
## 现 状 篇

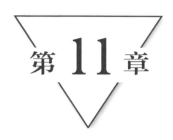

# 应用调查概述

医院是整个国家公共卫生应急管理体系和国家储备体系的重要组成部分。在2020年新冠疫情防控中,医院成为此次战"疫"的主战场和前线阵地,一线医护人员也成为战"疫"的"头号功臣",同时也承受了极大的压力。疫情期间,一些医院由于设计标准较低,难以通过改造达到防感染要求;医疗资源不足和手段落后,导致一些医护人员"裸奔逆行"或者频繁暴露在高污染区域;医院后勤管理信息化,在疫情中也未能充分发挥作用。

新兴技术是指知识生产过程中产生的相对快速发展的突破性创新技术,具有影响未来经济和社会发展的潜力。在新基建背景下,新兴技术主要包括大数据、5G通信、物联网、云计算、人工智能和机器人技术等,其定义与主要应用领域详见前述有关章节。物联网的出现使得设备互联、互操作成为可能,且人工智能、大数据、5G通信、区块链和BIM等新兴技术正在逐步应用于医疗服务中,以提高医院运营效率、优化服务质量。新型基础设施的大力发展也将加速传统医院的数字化转型,在数字化背景下传统医院必将朝着智慧医院的发展方向进行深度变革。

但当下,智慧医院的建设存在"标签化"趋势,认为智慧医院仅仅是新技术的堆积,且医院现有信息化体系难以满足人工智能等新兴技术的需要。为此,本书通过调研获取与医院相关的利益群体对新兴技术的认知和需求,并分析当下新兴技术在智慧医院中的具体应用和其对传统医院数字化转型升级的重要性,结合新冠肺炎疫情背景下新兴技术在应用过程中暴露出的"短板",构建系统性的智慧医院技术架构,为建设安全、高效、可持续的智慧医院提供借鉴和参考。

应用调查的目标如下:

(1)获取智慧医院利益相关者对新兴技术的认知和需求。通过宏观环境分析、需求调研等途径获取面向智慧医院的四大利益相关群体,即患者、医护人员、医院管理者以及后勤运维技术方,对新兴技术(主要包括物联网、人工智能、大数据、5G通信、区块链、BIM 和数字孪生)的认知和需求的差异。

(2)从不同角度了解新兴技术在智慧医院工程全生命周期中的应用现状、趋势，为新兴技术在智慧医院的具体实践提供可操作的借鉴意义，从而全面了解新兴技术在医院建设与运行管理中的应用现状。

(3)针对此次新冠肺炎疫情背景下暴露的短板、新型基础设施的发展重点以及智慧医院的建设趋势，了解新兴技术在智慧医院中的应用场景及应用模式，从而为智慧医院实现安全、高效、可持续运营提供技术层面的指引。

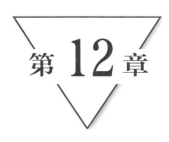

# 第12章

# 调研方法及数据收集

## 12.1 问卷设计与发放

为了全面了解大数据、人工智能、物联网等新兴技术在智慧医院工程全生命周期中的应用现状,问卷从工程全生命周期阶段(规划、设计、施工、运维、改造)以及项目管理、运维管理两方面对问卷内容进行设计,如表 12-1 所示。

表 12-1　问卷设计维度

| 项目全生命周期<br>项目管理/效能方面 | | 规划设计 | | 施工 | 运维 | |
|---|---|---|---|---|---|---|
| | | 规划阶段 | 设计阶段 | 施工阶段 | 运维阶段 | 改造阶段 |
| 项目管理 | 设计管理 | √ | √ | √ | | √ |
| | 进度管理 | √ | √ | √ | | √ |
| | 质量管理 | √ | √ | √ | | √ |
| | 成本管理 | √ | √ | √ | √ | √ |
| | 施工管理 | √ | √ | √ | √ | √ |
| | 招标与合同管理 | √ | √ | √ | | √ |
| | 造价管理 | √ | √ | √ | | √ |
| | 安全管理 | √ | √ | √ | √ | √ |
| 运维管理 | 运维满意度 | | | | √ | √ |
| | 运维成本 | | | | √ | √ |

对于调研重点关心的核心问题进行提炼，选取了"智慧医院的发展趋势认知""新兴技术的应用领域""新兴技术的应用价值""新兴技术的应用推动力""新兴技术的应用障碍""新兴技术的未来趋势""新型技术应用的理念变革"七个核心内容维度。

维度一为智慧医院的发展趋势认知，包括对于智慧医院是未来发展趋势的认知情况及受访者对于新兴技术的了解程度等；维度二为新兴技术的应用领域，包括应用何种新兴技术，应用在全生命周期哪个阶段及应用于项目管理的哪些方面等；维度三为新兴技术的应用价值，包括新兴技术在应用中产生的实际价值等；维度四为新兴技术的应用推动力，包括新兴技术应用的驱动因素分析等；维度五为新兴技术的应用障碍，包括新兴技术应用的制约因素分析等；维度六为新兴技术的未来趋势，包括新兴技术的需求、新兴技术的应用前景和潜力、新兴技术的应用规划状态、计划引进的新兴技术种类及领域等；维度七为新兴技术应用的理念变革，包括新冠疫情下新兴技术在医院发挥作用的认知，后疫情时代医院建设与运维的理念转变等。

调查从 2020 年 8 月 3 号开始，到 2020 年 9 月 18 号结束。通过中国医院协会医院建筑系统研究分会联系到中国医院协会会员单位和全国各级医院，以文件通知、微信小程序、电子邮件等形式向全国各地的医院及非医院单位发放问卷。

## 12.2 调研对象

本次调研回收数据共计 764 份，其中医院方 383 份，非医院方 381 份，调研对象基本涵盖了全国各地的不同类型、不同级别的医院，以及与医院合作的相关设计及咨询、施工及供应商、运维单位的从业人员，具体信息如下。

按单位类型分（图 12-1），医院方和非医院方问卷各占 50%；按单位所在地来分，来自上海市最多，占 30%，受访者单位覆盖全国 19 个省、直辖市和自治区；按医院类型分，综合医院最多，占 66%；按医院级别分，三级甲等医院最多，占 77%。综上分析，本次调研涉及范围广、类型多，数据具有普遍性、代表性。

按受访者职务分（图 12-2），以一定层级以上的管理人员为主，医院方和非医院方部门负责人及以上的分别占 52% 和 64%；按受访者工作年限分，工作 5 年以上的占 97%，体现了受访者大多具有丰富的工作经验；按受访者学历分，本科及本科以上学历的占 84%，体现了受访者具有较好的受教育水平；按受访者年龄分，35～50 岁人群最多，占 47%，体现了新兴技术应用的核心人群。

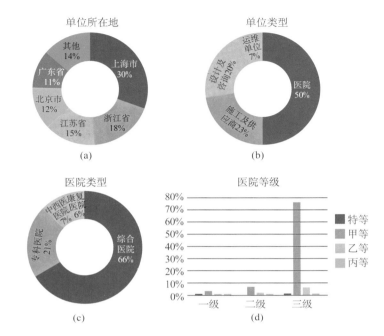

图 12-1 受访者单位基本信息

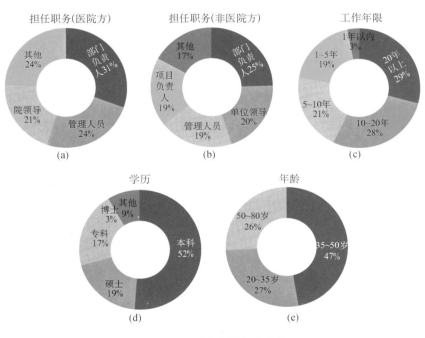

图 12-2 受访人员基本背景

## 12.3 分析方法

本次问卷结果采用五级评分制（根据认同/了解程度打 1～5 分或根据技术应用价值高低打 1～5 分），分析不同观点的人数比例或平均分值。

分析各种观点的占比，统计选择"十分赞同/了解""赞同/了解"（选择 4 分或5 分）的人数，并计算其占比；或分析各种技术应用价值高低的占比，计算平均分；或根据应用新兴技术的人数，计算人数占比。

对于数据分析，主要采用以下三种方法并进行可视化表示。

（1）排序法：根据地区了解新兴技术的人群占该地区总人数之比由大到小排列。

（2）对比法：将医院方应用各个新兴技术的占比与非医院方进行比较。

（3）趋势法：根据被调查人员的职位变化，分析其对新兴技术的了解占比变化以及其对智慧医院是未来发展趋势的认同变化。

# 第 13 章

# 应用现状分析

## 13.1 分析维度

新兴技术在智慧医院中的应用现状将从七个方面进行观察,分别为智慧医院的发展趋势认知、新兴技术的应用领域、新兴技术的应用价值、新兴技术的应用推动力、新兴技术的应用障碍、新兴技术的未来趋势和新兴技术应用的理念变革,具体分析如下。

## 13.2 智慧医院的发展趋势认知

**观察一:行业普遍认为智慧医院是未来的发展趋势,但对新兴技术的总体了解程度不容乐观,这对智慧医院的趋势认知产生了直接影响。**

对于发展趋势,院方和非院方都非常赞同"智慧医院是未来的发展趋势"(80%以上),其中非院方的赞同程度比院方略高,但总体来看差距不大(院方赞同比率:92.69%,非院方赞同比率:92.91%)。

从区域看,虽然西北、华中、西南地区认同度较高,但由于样本量偏少,不进行进一步深入分析。东南地区的认同程度要高于西北地区,其中华南地区认同度较高(98.80%),其次是华东地区(92.51%),同时华东地区也是受访人数最多的地区(占总人数的64.66%)。华北和东北地区认同度相对较低(分别为89.58%和88.89%),但绝对值也接近90%。

从不同省份来看,广东省对智慧医院是未来的发展趋势认同度最高(98.78%),其次为上海市（94.85％），这和整体趋势一致，北京市的认同程度（89.36％）略高于浙江省（88.41％），但低于江苏省（91.86％）。图 13-1 中 5 个地区的受访人数占总人数的 86.13％。

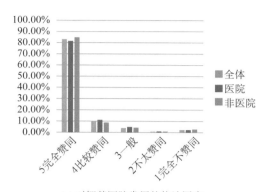

(a) 对智慧医院发展趋势认同度

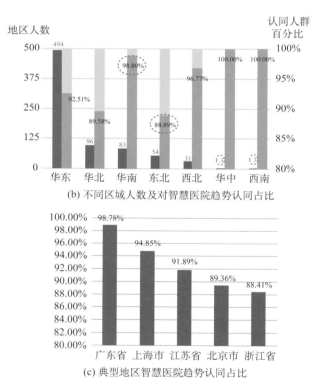

(b) 不同区域人数及对智慧医院趋势认同占比

(c) 典型地区智慧医院趋势认同占比

图 13-1　智慧医院发展趋势认同情况

从图 13-2 可以看出，对于新兴技术的了解程度，总体来看"比较了解"和"非常了解"的人群占比 45.55％，不足一半，大部分还处于"一般"或"不太了解"层面。"完全不了解"的占比很低，仅占 3.66％。

不同地区体现出了差异性，但差异性不大。华东地区了解新兴技术人群占比较高(46.36％),东北地区和华南地区了解程度也在 45％ 上下,华北地区占比较低 (38.54％)。此外,西北、华中和西南地区人数较少,不适合做比较分析。

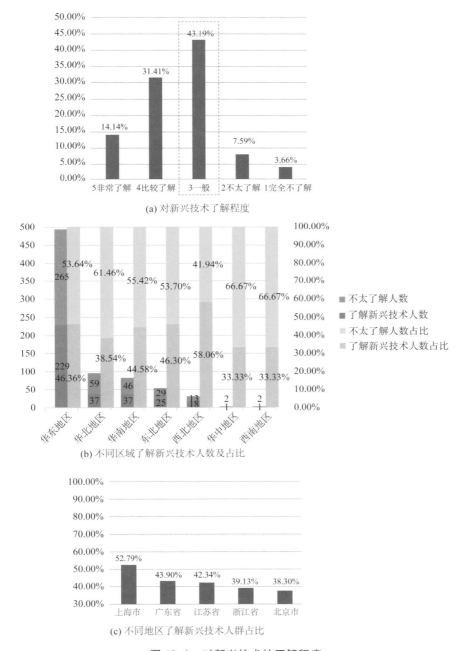

(a) 对新兴技术了解程度

(b) 不同区域了解新兴技术人数及占比

(c) 不同地区了解新兴技术人群占比

**图 13-2 对新兴技术的了解程度**

在省级层面,上海市被调研者了解程度最高(52.79％),其他地区不足 50％;广东 省和江苏省了解程度相近,都在 43％ 上下;其次是浙江省(39.13％),北京市最低,仅为38.30%（中西部地区由于样本不足，未参与分析）。

从图13-3可以看出，受访者对新兴技术的了解程度受学历的影响比较直接，呈线性相关，学历越高，对新兴技术的了解程度越高。其中博士学历受访者的了解程度显著高于其他学历受访者，本科、专科和其他学历受访者了解程度不足50%，侧面反映了在新兴技术推广普及方面，宣传、培训、学习的重要性。

受访者对新兴技术的了解程度也受工作年限影响，工作年限越长，对新兴技术的了解程度越高，但工作5年以上的受访人群差异不大，工作年限在5年以内受访者的了解程度低于40%，且1年以内的仅为30.43%，表明新入职的员工对于新兴技术的了解程度较低。总体而言，受访者对于新兴技术的了解程度还不足，只有工作年限20年以上的人群了解程度超过了50%。

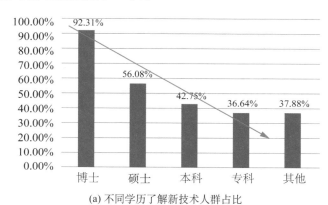

(a) 不同学历了解新技术人群占比

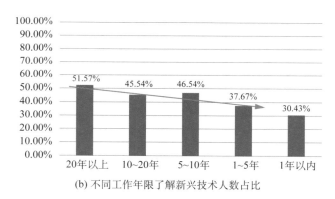

(b) 不同工作年限了解新兴技术人数占比

图13-3　受访者对新兴技术的了解情况

从图13-4可以看出，对智慧医院发展趋势的认同程度和受访者岗位具有相关性。管理层级越高的受访者对新兴技术的了解越多，同时也认同智慧医院的发展趋势，部门负责人及以上的受访者较为明显。领导、负责人和管理人员对新兴技术的认同比重都超过了90%。从对新兴技术的了解程度来看，部门负责人的了解程度最高，其次是院领导，管理人员的了解度较低。

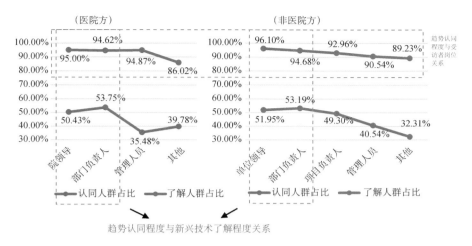

**图 13-4　不同职务人员对智慧医院趋势认同度和新兴技术了解程度折线图**

如图 13-5 所示,对医院方和非医院方的进一步分析也证实了这一结论:在医院方,院领导、部门负责人和管理人员对新兴技术的了解度高于其他人员,且部门负责人对新兴技术的了解程度最高;其次是院领导,管理人员最低。在非医院方,单位领导、部门负责人、项目负责人和管理人员对新兴技术的了解程度也较高,且部门负责人对新兴技术了解程度最高。非医院方的管理人员对新兴技术的认同度要高于医院方。

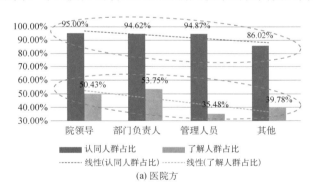

(a) 医院方

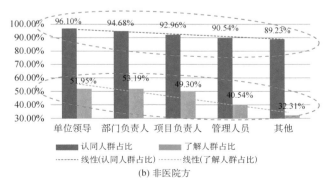

(b) 非医院方

**图 13-5　不同职务人员对智慧医院趋势认同度和新兴技术了解程度柱状图**

## 13.3 新兴技术的应用领域

**观察二：新兴技术应用总体还不高（总体不足 50%）；相对而言，大数据和人工智能（超过 50%）应用较多，但不同单位、不同阶段、不同领域具有差异性。**

如图 13-6、图 13-7 所示，总体应用情况不高，医院方只有大数据和人工智能的应用超过了 50% 以上，其他都低于 50%，而非医院方认为没有任何一项新兴技术的应用率超过 50%，体现了双方的认知具有一定差异。

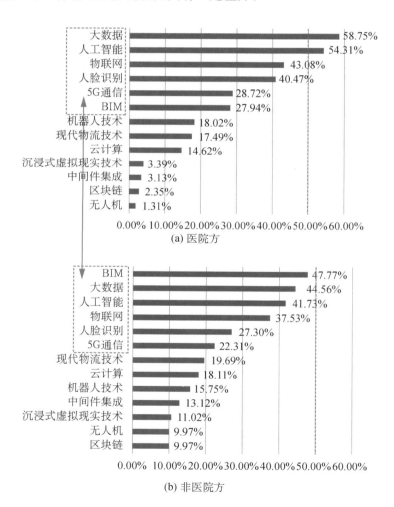

(a) 医院方

(b) 非医院方

图 13-6 新兴技术应用类型统计

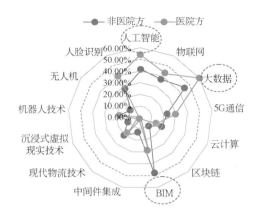

图 13-7　新兴技术应用差异分析

但从总体上看：不管是院方还是非院方，都认为大数据、人工智能、物联网、人脸识别、5G 和 BIM 是应用率较高的几个新兴技术，这个结论是一致的，不过双方在应用领域的认知程度上略有差异，尤其在 BIM 应用方面较为明显。沉浸式虚拟现实技术、中间件集成、区块链和无人机技术在医院方的应用非常少，在非医院方却认为有一定的应用。

医院方认为人脸识别、人工智能、物联网、大数据和 5G 通信的应用要多于非医院方。而非医院方认为 BIM 的应用要多于医院方。

从应用阶段看，总体而言，新兴技术在运维阶段应用更明显，但 BIM 技术具备项目全生命周期管理的功能，因此在设计、施工和运维阶段应用都较普遍。各项新兴技术在改造阶段的应用程度都不高。大数据在规划阶段的应用程度则都比较高。

对于部分新兴技术的应用认知，院方和非院方存在差异，如中间件集成技术、区块链、虚拟现实和无人机，非院方认为它们的应用程度大于医院方；而人脸识别、大数据，院方认为其在运维阶段应用更广。人工智能和大数据在医院方的规划阶段应用较多，而 BIM 技术非医院方认为设计和施工阶段应用较多（图 13-8）。

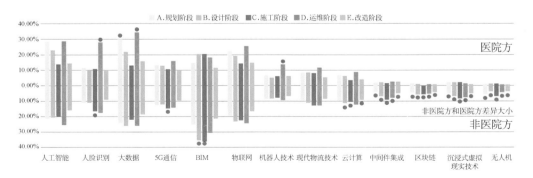

图 13-8　新兴技术应用阶段差异

表13-1 医院方和非医院方各阶段新兴技术应用情况

| 技术种类\应用领域 | 设计管理 | 进度管理 | 质量管理 | 成本管理 | 施工管理 | 招标与合同管理 | 造价管理 | 安全管理 |
|---|---|---|---|---|---|---|---|---|
| 人工智能 | 医院 | 医院 | 医院 | 医院 | 非医院 | 非医院 | 非医院 | 医院 |
| 物联网 | 医院 | 非医院 | 医院 | 医院 | 非医院 | 非医院 | 非医院 | 非医院 |
| 大数据 | 医院 | 医院 | 医院 | 医院 | 非医院 | 非医院 | 非医院 | 医院 |
| 5G通信 | 医院 | 非医院 | 非医院 | 医院 | 非医院 | 非医院 | 非医院 | 医院 |
| 云计算 | 非医院 | 非医院 | 非医院 | 非医院 | 非医院 | 非医院 | 非医院 | 非医院 |
| 区块链 | 非医院 | 非医院 | 非医院 | 非医院 | 非医院 | 非医院 | 非医院 | 非医院 |
| BIM | 非医院 | 非医院 | 非医院 | 非医院 | 非医院 | 非医院 | 非医院 | 非医院 |
| 中间件集成 | 非医院 | 非医院 | 非医院 | 非医院 | 非医院 | 非医院 | 非医院 | 非医院 |
| 现代物流技术 | 非医院 | 非医院 | 非医院 | 非医院 | 非医院 | 非医院 | 非医院 | 非医院 |
| 沉浸式虚拟现实技术 | 非医院 | 非医院 | 非医院 | 非医院 | 非医院 | 非医院 | 非医院 | 非医院 |
| 机器人技术 | 非医院 | 医院 | 医院 | 医院 | 非医院 | 非医院 | 非医院 | 医院 |
| 无人机 | 非医院 | 非医院 | 非医院 | 非医院 | 非医院 | 非医院 | 非医院 | 非医院 |
| 人脸识别 | 医院 | 医院 | 医院 | 非医院 | 非医院 | 非医院 | 非医院 | 医院 |

从项目管理应用领域来看,非医院方认为新兴技术应用相对更广泛,尤其在施工管理、招标与合同管理、造价管理方面。

针对不同新兴技术,对于人工智能和大数据,医院方认为它们在设计、进度、质量、成本和安全方面应用更多,而非医院方则认为以上技术在施工、招标与合同、造价方面应用更多。对于物联网技术,医院方认为其在设计、质量和成本管理方面应用较多;而非医院方认为其在进度、施工、招标与合同、造价和安全管理方面应用较多。对于机器人技术,医院方主要认为用于进度、质量、成本和安全管理;而非医院方则认为主要用于设计、施工、招标与合同和造价管理方面。对于人脸识别技术,医院方认为用于设计、进度、质量和安全管理较多;而非医院方则认为用于成本、施工、招标与合同和造价管理较多。对于5G通信技术,医院方认为用于设计和安全管理较多;而非医院方则认为用于进度、质量、成本、施工、招标与合同和造价管理较多。

同时,非医院方认为云计算、区块链、BIM、中间件集成、现代物流和沉浸现实技术应用程度较院方更广,具体见表13-1。

## 13.4 新兴技术的应用价值

**观察三:医院方及非医院方普遍认为新兴技术对智慧医院极具价值,对应用现状也较为满意,但双方总体认知以及对不同新兴技术的应用价值认知都有所差异。**

不管是院方还是非院方,普遍认为新兴技术都具有实际应用价值(80%以上)。在应用较广泛的大数据、人工智能、物联网、人脸识别和BIM技术中,这个比例达90%以上(图13-9)。

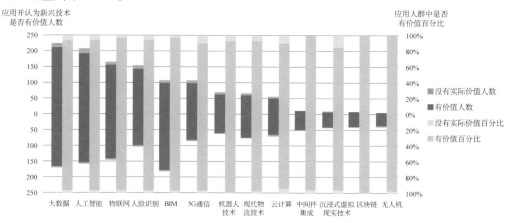

图 13-9　新兴技术实际价值评价

云计算、中间件集成、沉浸式虚拟现实技术、区块链和无人机应用相对较少,尤其是医院方认为几乎没有应用。但应用过的受访者认为这些技术具有价值。但显然由于样本量少,这些新兴技术的实际价值认可度在现实中不具有说服力,不能据此推断它们的实际贡献。

相较于项目管理领域(方差0.102),医院方和非医院方对新兴技术应用价值认知差异在运维管理领域(方差0.120)更大些,但也并不明显。

如图13-10所示,在项目管理领域,整体而言,非医院方对新兴技术的实际价值认可度更高一些。具体来看,在节约工程造价方面,双方对5G通信技术和区块链的价值差异明显;在加快工程进度方面,双方对沉浸式虚拟现实技术和区块链技术的价值认知差距最大,这可能本身与应用人数差异有关;在提高工程质量方面,机器人技术和沉浸式虚拟现实技术的实际价值对双方来说存在差异,显然非院方更认可它们的价值;在提高施工安全管理方面,无人机和区块链技术对非院方来说价值更大。

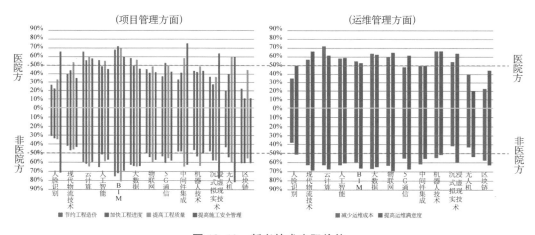

图 13-10　新兴技术实际价值

在运维管理领域,院方和非院方整体上对各新兴技术的价值认知相似。对于5G通信、中间件集成、无人机和区块链技术在降低运维成本方面的价值,非院方态度更积极一点。双方对新兴技术在提高运维满意度方面的贡献认知差异不大,仅在机器人技术、无人机和区块链三项技术上稍显著。

因此总的来说,非医院方对新兴技术的实际价值持更积极的态度。

## 13.5 新兴技术的应用推动力

**观察四：双方均认为提高运维满意度是应用新兴技术的主要推动力因素，但不同职位、不同区域对推动因素的认知存在差异。**

总体来说，在运维管理方面对其价值认同较高（均超过 50％），双方都有超过55％的人认为新兴技术在"提高运维满意度"方面具有价值。项目管理方面提高工程质量和加强施工安全管理是主要推动因素，相对而言，降低工程造价和加快工程进度并不是新兴技术应用的主要推动力。见图 13-11，这一结果也可能受样本数量影响。

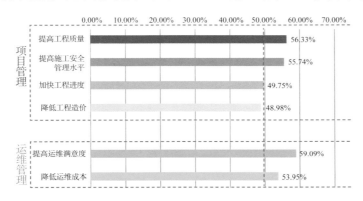

**图 13-11  受访者对不同阶段新兴技术价值评价分析**

对医院方而言，超过 50％的人认为提高运维满意度、降低运维成本是推动新兴技术发展的重要因素。

对非医院方而言，所有价值的百分比均超过了 50％，其中提高运维满意度和提高施工安全管理水平是主要因素。

在项目管理方面，新兴技术的各项价值对非医院方来说，要显著高于医院方。对非医院方来说的最大价值是提高施工安全管理水平，但对医院方来说是提高工程质量。

在运维管理方面，减少运维成本对于非医院方的价值并不如提高施工安全管理水平和工程质量重要，但它对于医院方来说却更为重要，如图 13-12 所示。

双方不同职务的受访人员对新兴技术所产生的价值认知都存在差异，医院方参差不齐，但都认为运营方面的价值更高。降低工程造价和加快工程进度对于管理人员价值最大；提高工程质量和降低运维成本对于部门负责人价值最大；提高施工安全管理水平和提高运维满意度对院领导的价值最大。

对非医院方，降低工程造价、提高工程质量、提高施工安全管理水平和提高运维满意度对管理人员来说价值最大；加快工程进度对项目负责人价值最大；降低运维成

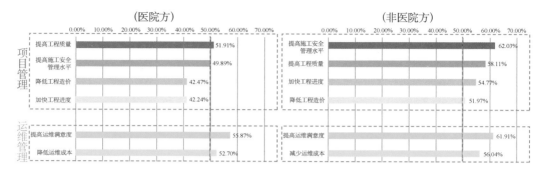

图 13-12　不同阶段、不同视角新兴技术价值评价分析

本对部门负责人价值最大。其中部门负责人和项目负责人对新兴技术的实际价值认知相对一致，并且非医院方人员不同职位人员在新兴技术提高施工安全管理水平方面，认知较为一致。部门负责人、项目负责人和管理人员认为新兴技术在项目管理方面的价值要普遍高于单位领导，尤其是管理人员相对更高，如图 13-13 所示。

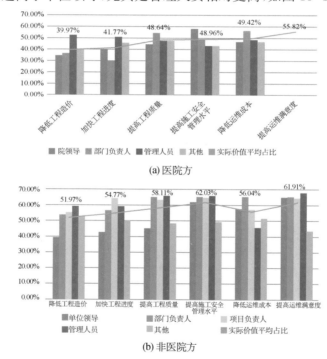

(a) 医院方

(b) 非医院方

图 13-13　不同职位人员对新兴技术实际价值认知一

医院方普遍认为减少运维成本和提高运维满意度（运维管理）是新兴技术的最大实际价值，但非医院方认知有所不同。并且不同职位的受访人员对这一问题认知略有不同，对于新兴技术应用的最大推动力，医院方的院领导、管理人员和部门负责人都认为是提高运维满意度。非医院方的单位领导和管理人员认为是提高运维满意

度,而部门负责人认为是降低运维成本,项目负责人认为是提高施工安全管理水平。

不论是医院方还是非医院方,领导层都认为新兴技术在运维方面的价值要显著高于项目管理方面,但这一差异对于项目负责人来说并不明显,尤其是对于非医院方的项目负责人来说,项目管理方面的价值甚至略高于运营管理方面的价值。对于非医院方的管理人员来说,项目管理方面的价值与运营管理价值的差异也不明显。见图 13-14。

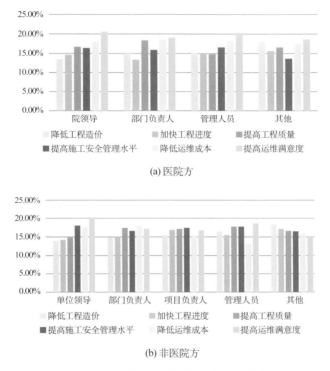

(a) 医院方

(b) 非医院方

图 13-14 不同职位人员对新兴技术实际价值认知二

从不同地区来看,华南地区的新兴技术应用推动力遍高于其他地区,且不同因素之间推动力较为相近。

在华东地区,提高运维满意度是新兴技术应用的最大推动力,在东北和西北地区,降低运维成本是新兴技术应用的最大推动力,而在华北、华南和华中地区新兴技术应用的最大推动力是提高工程质量。西南地区的样本数量较少,不适用于进行对比分析。

在华北、华南、东北、西北和华中地区,新兴技术的应用在项目管理方面,对于提高工程质量的价值尤为突出。在华东地区,提高施工安全管理水平和提高运维满意度是新兴技术应用的两个重要价值。

从不同医院类型来看,运维管理方面的价值在各类医院中都对新兴技术的应用起到了重要的推动作用,其中提高运维满意度在专科医院和中西医结合医院中作用更为突出。但是在综合医院,新兴技术提高工程质量和施工安全管理水平的价值与运维方面的价值相近,且各项因素的推动力较为均衡。对于综合医院,新兴技术应用的最大推动力是提高工程质量;对于专科医院、中西医医院和康复医院,新兴技术应用的最大推动力是提高运维满意度。见图 13-15。

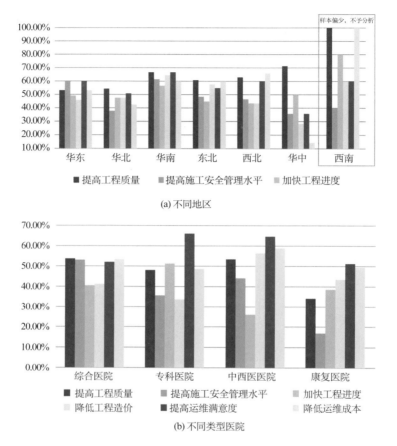

(a) 不同地区

(b) 不同类型医院

图 13-15　新兴技术的应用推动力

对于不同地区,推动作用最大的因素主要在提高工程质量、提高运维满意度和减少运维成本等三个方面,尤其是提高工程质量,对于很多地区来说是都是新兴技术应用的主要推动力。提高工程质量在华中地区作用最大,提高施工安全管理水平、加快施工进度、降低工程造价和提高运维满意度在华南地区作用最大,减少运维成本在西北地区作用最大。

新兴技术在加快施工进度方面的作用在华南、东北和西北地区均较小,新兴技术对于提高施工安全管理水平的作用在华北地区也较小;新兴技术在降低工程造价方面的作用在华东地区较小,新兴技术对于减少运维成本的价值在华中地区较小。

针对项目管理和运维管理价值,在地区差异方面,华中地区认为项目管理方面价值的作用更加显著,其他地区差异不大,且大都认为运营管理方面的价值要高于项目管理方面价值。其中在华南和华北地区,这两方面的作用较为相近,且它们在华南地区普遍高于其他地区,在华北地区普遍低于其他地区。具体见图 13-16、图 13-17。

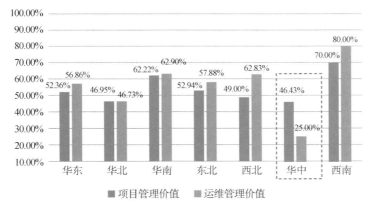

图 13-16 不同阶段与地区新兴技术应用推动力

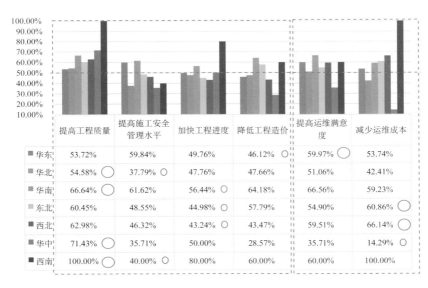

图 13-17 不同地区新兴技术应用推动力

在项目管理方面,提高工程质量和施工安全管理水平对于综合医院来说作用最大;加快施工进度对于专科医院来说作用最大;降低工程造价对于中西医医院来说作用最大。提高施工安全管理水平对于不同类型的医院来说,价值差异最大。

在运维管理方面,提高运维满意度对专科医院作用最大,减少运维成本对中西医医院作用最大。但总体来看,两项运维管理方面的价值对于不同类型医院来说作用都比较明显,且相互之间的差异较项目管理方面来说较小。见图 13-18。

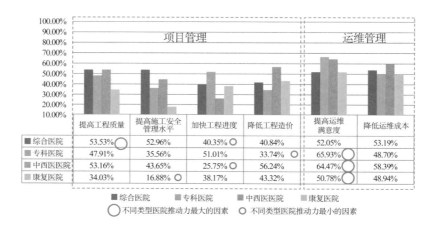

图 13-18　不同医院应用新兴技术产生价值百分比

| | 提高工程质量 | 提高施工安全管理水平 | 加快工程进度 | 降低工程造价 | 提高运维满意度 | 降低运维成本 |
|---|---|---|---|---|---|---|
| ■综合医院 | 53.53% | 52.96% | 40.35% | 40.84% | 52.05% | 53.19% |
| 专科医院 | 47.91% | 35.56% | 51.01% | 33.74% | 65.93% | 48.70% |
| 中西医医院 | 53.16% | 43.65% | 25.75% | 56.24% | 64.47% | 58.39% |
| 康复医院 | 34.03% | 16.88% | 38.17% | 43.32% | 50.78% | 48.94% |

## 13.6 新兴技术的应用障碍

**观察五：资金不足严重制约了新兴技术的广泛应用，不同单位、不同职务的人员对新兴技术的主要应用障碍认知存在差异。**

对双方而言，预算投入不足、技术应用模式落后、专业人才匮乏和管理模式落后是制约新兴技术在智慧医院发展的主要因素，其中预算投入不足都被认为是最关键的制约因素，而"新兴技术带来的效益低、效果不明显"的制约程度都最低；这反向印证了新兴技术的实际应用价值是受到一定认可的。

双方在其他制约因素上存在一定差异。根据因素排名，显然非医院方相比医院方受"行业指南和标准的缺乏"制约影响更大，而"技术迭代更新快、维护成本高"对医院方的制约程度更大。见图 13-19。

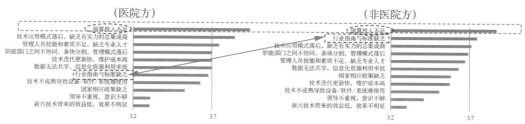

图 13-19　新兴技术应用制约因素

不同地区在应用障碍方面的观点具有一定差异性："职能部门之间不协同，条块分割，管理模式落后"对华南地区的相对制约程度高于华北地区；"管理人员技能和素质不足，缺乏专业人才"对东北地区来说是制约程度最低的因素，这与其他地区恰恰相反；

"行业指南与标准缺乏"的因素对于西南地区来说也是如此,其制约性更低一些;对华中地区来说,"预算投入不足"的制约程度并不高,而它在其他地区基本都是最大的制约因素;在西南和华中地区,"管理人员技能和素质不足,缺乏专业人才"和"技术应用模式落后,缺乏有实力的总集成商"问题较为严重,在华中地区这两个因素的制约得分甚至达到峰值5.00分。但这两个地区的受访人数很小,可能会削弱结果的代表性。

综合各个因素的平均制约程度来看,西南地区和华中地区不同因素对新兴技术的制约性差异显著,分别有四个和五个因素的制约得分超过4.30,而其他地区制约程度最高的因素得分也没有超过该值。西北地区和华南地区受这些因素制约的程度整体高于华东地区和华北地区,而东北地区在新兴技术应用方面受到的各方面制约影响均比较小。见图13-20。

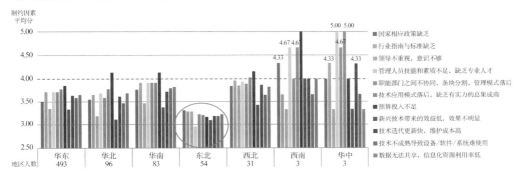

图 13-20    不同区域新兴技术应用制约因素

在"行业指南与标准缺乏"因素制约方面,双方中层人员(部门负责人和管理人员)相对于院领导(单位领导)及其他人员,认为影响更大些。

在"领导不重视,意识不够"因素制约方面,非医院方明显比院方感受更为明显,尤其是项目负责人。见图13-21。

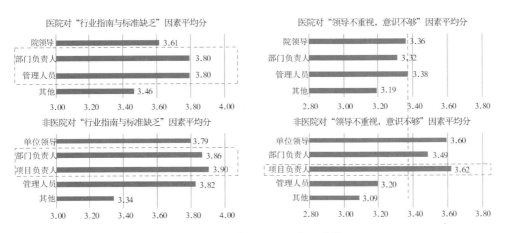

图 13-21    受访者对制约因素评价情况

## 13.7 新兴技术的未来趋势

**观察六：医院方对新兴技术需求整体较高，新兴技术应用趋势向好，但与非医院方对新兴技术的未来趋势认知稍有差异。不同地区医院对新兴技术的引进规划状态、技术类型以及技术应用领域分布也有所不同。**

从不同单位角度看，医院方对新兴技术的需求强烈程度（3.94）远低于非医院方对新兴技术的应用前景看好度（4.42）。

在五个主要地区中，有两个地区（广东和上海）的医院应对新兴技术的需求程度超过平均水平，其中广东地区的需求程度最高，而北京最低。

相较于其他行业，非医院方认为新兴技术在医院中的应用极具发展潜力（4.48）。尤其在施工方和供应商看来，新兴技术在医院的应用更具潜力，前景一片大好（两个分值均超过4.50）。见图13-22。

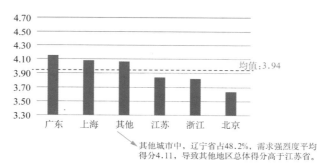

（a）院方对新兴技术的需求强烈度

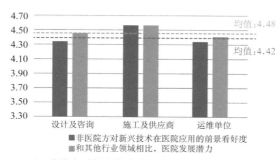

（b）非院方对新兴技术在医院的应用前景认知

**图13-22 受访者对新兴技术的需求与应用前景认知**

计划引进新兴技术包括三种情况："有了初步规划""明确制定计划，但未实施"以及"明确制订计划,正在实施"。总体来看,88%的医院都有引入新兴技术的规划,其中 62%的医院有了初步规划。

全国范围内,江苏省计划引进新兴技术的医院占比最高(95%),北京则最低(78%)。然而,尽管江苏已有引进计划的医院比例最高,但在计划的实施程度上,上海和浙江显然要更突出一些(在有引进计划的医院中占 21%左右)。见图 13-23。

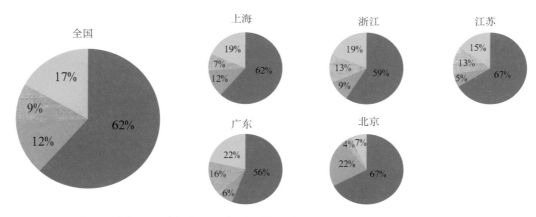

图 13-23　各地医院计划引进新兴技术比例

全国医院计划引进的新兴技术主要有大数据、人工智能、5G 通信、物联网、BIM和人脸识别技术,其中大数据、人工智能和物联网技术计划引进率超过 50%;而其他技术显然没有得到足够重视或认为价值不大,尤其是无人机,北京地区的医院就完全没有该方面的计划。

从不同地区来看,大数据是北京和上海引进比例最高的技术,而人工智能则是浙江省和广东省最想引进的技术,江苏省则引进物联网技术的计划最为强烈。其次,5G通信和 BIM 技术在上海市医院的引进率显然高于其他地区,仅次于大数据。此外,云计算技术在浙江省的引进比例显著高于其他地区。

综合计划引进的各新兴技术来看,江苏省、浙江省和广东省的引进种类较为丰富,其中浙江省的整体引进率更高。见图 13-24、图 13-25。

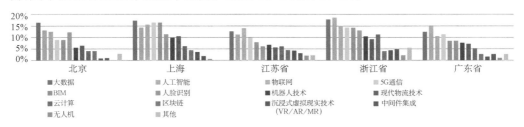

图 13-24　各地医院计划引进技术种类分布

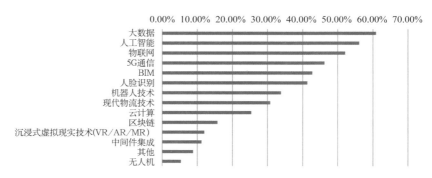

图 13-25　全国医院计划引进新兴技术种类分布

　　整体来看,医院计划引进的新兴技术主要应用在建筑设计管理、能效监管方面、建筑设备管理方面。

　　各地区计划引进新兴技术的应用领域都不尽相同。浙江省、上海市和北京市医院主要将新兴技术应用在建筑设计管理领域,而江苏省则最多用在能效监管方面,广东省则做多应用在建筑设备管理上。但在医疗辅助智能化和医学装备运行管理领域,各个地区似乎都较少考虑应用新兴技术。但总的来说,各地区计划的新兴技术应用领域都比较分散,占比均没有超过 20%,因此没有严重的偏向性。见图 13-26。

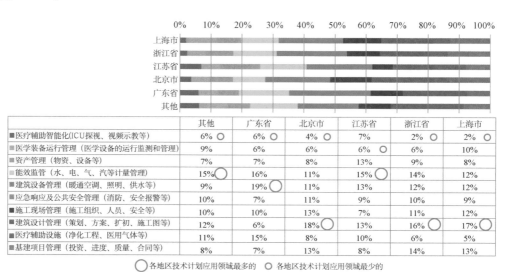

| | 其他 | 广东省 | 北京市 | 江苏省 | 浙江省 | 上海市 |
|---|---|---|---|---|---|---|
| ■医疗辅助智能化(ICU探视、视频示教等) | 6% ○ | 6% | 4% ○ | 7% | 2% ○ | 2% ○ |
| ■医学装备运行管理（医学设备的运行监测和管理） | 9% | 6% | 6% | 6% ○ | 6% | 10% |
| ■资产管理（物资、设备等） | 7% | 7% | 8% | 13% | 9% | 8% |
| ■能效监管（水、电、气、汽等计量管理） | 15% ○ | 16% | 11% | 15% ○ | 14% | 12% |
| ■建筑设备管理（暖通空调、照明、供水等） | 9% | 19% ○ | 11% | 13% | 12% | 12% |
| ■应急响应及公共安全管理（消防、安全报警等） | 10% | 7% | 11% | 9% | 10% | 9% |
| ■施工现场管理（施工组织、人员、安全等） | 10% | 10% | 13% | 7% | 11% | 12% |
| ■建筑设计管理（策划、方案、扩初、施工图等） | 12% | 6% | 18% ○ | 13% | 16% ○ | 17% ○ |
| ■医疗辅助设施（净化工程、医用气体等） | 11% | 15% | 8% | 10% | 6% | 5% |
| ■基建项目管理（投资、进度、质量、合同等） | 8% | 7% | 13% | 8% | 14% | 13% |

○ 各地区技术计划应用领域最多的　　○ 各地区技术计划应用领域最少的

图 13-26　全国医院计划引进新兴技术应用领域分布

## 13.8 新兴技术应用的理念变革

**观察七:**普遍认为有应用价值的新兴技术在此次医院应对疫情中发挥了重要作用,但不同技术发挥作用的程度、不同职位群体对技术发挥作用的程度和对医院未来建设方向的认知都有所差异。

在疫情期间发挥重要作用的新兴技术主要有大数据、人工智能、物联网等技术,尤其是大数据和人工智能(超过 50%);应用价值相对较小的技术(区块链、中间件集成、沉浸式虚拟现实技术和无人机)发挥作用不明显,这个比值不足 10%。

由 13.3 节中观察二的结果显示,大数据、人工智能和物联网都是应用较多的新兴技术,而中间件集成、沉浸式虚拟现实、无人机和区块链则应用较少。因此可以看出,新兴技术应用得越多,在疫情中发挥的作用就越大。但是 BIM 技术作为应用较多的技术,在疫情中发挥的作用却比较小,因此在智慧医院中,对于 BIM 技术的应用应该继续开发,使其能够发挥最大的价值。

从不同职位人员来看,医院方和非医院方各个职位的人员对大数据和人工智能的作用都是普遍认可的,但对应用相对较少的一些技术的作用存在认知差异。例如,双方的领导层和中层管理人员都对现代物流技术在疫情中发挥的作用较为认可,而其他人员则认为该技术发挥作用不明显;医院方领导对云计算和 BIM 技术的作用认可度低于其他职位的人员,而非医院方的单位领导对区块链和无人机技术作用的认可也显然不如其他职位人员,尤其是对无人机,单位领导基本认为它没有发挥作用。对于大数据、人工智能和物联网技术,相对于医院方,非医院方各职位的受访者大都认为它们在疫情中发挥的作用要更大。而人脸识别技术在疫情中对医院方的作用要普遍高于非医院方。见图 13-27～图 13-29。

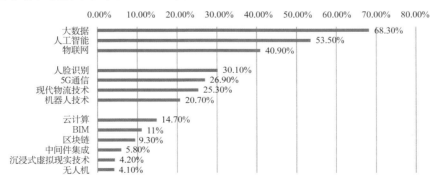

**图 13-27　新兴技术在医院应对疫情中发挥作用程度**

**(a) 双方**

| | 医院 | 设计及咨询 | 施工及供应商 | 运维单位 |
|---|---|---|---|---|
| 大力推动互联网医院和远程医疗 | 53.00% | 69.20% | 61.60% | 66.70% |
| 提高医院应对突发事件的韧性能力 | 59.00% | 64.50% | 57.60% | 65.10% |
| 提升医院的服务效能和人性化水平 | 36.00% | 34.90% | 33.70% | 35.10% |
| 医院前期规划和设计弹性 | 23.50% | 42.60% | 27.30% | 15.80% |
| 转变后勤管理理念,提升医院后勤管理水平 | 37.30% | 21.10% | 24.40% | 28.10% |
| 加强智慧后勤管理平台建设 | 35.80% | 22.40% | 23.80% | 26.30% |
| 加强建筑设备与医疗设备的全面监控 | 20.90% | 23.70% | 22.70% | 22.80% |
| 大力推动智能建造技术 | 12.80% | 19.10% | 22.10% | 28.10% |
| 加强后勤人才队伍建设 | 35.80% | 11.20% | 15.70% | 17.50% |
| 引进中间件集成技术,统一数据集成管理平台 | 9.70% | 16.40% | 19.20% | 19.30% |
| 升级信息通信网络设备设施(5G/6G、边缘计算) | 14.10% | 16.40% | 19.20% | 14.00% |
| 大力推动装配式技术 | 8.60% | 10.50% | 12.80% | 5.30% |

**(b) 医院方**

| | 院领导 | 部门负责人 | 管理人员 | 其他 |
|---|---|---|---|---|
| 提高医院应对突发事件的韧性能力 | 60.00% | 59.00% | 60.20% | 57.00% |
| 大力推动互联网医院和远程医疗 | 57.50% | 51.30% | 50.50% | 53.80% |
| 转变后勤管理理念,提升医院后勤管理水平 | 41.30% | 49.60% | 36.60% | 19.40% |
| 提升医院的服务效能和人性化水平 | 33.80% | 26.50% | 44.10% | 41.90% |
| 加快智慧后勤管理平台建设 | 47.50% | 44.40% | 32.30% | 18.30% |
| 加强后勤人才队伍建设 | 30.00% | 43.60% | 36.60% | 30.10% |
| 医院前期规划和设计弹性 | 28.80% | 20.50% | 20.40% | 25.80% |
| 升级建筑设备与医疗设备的全面监控 | 22.50% | 23.90% | 19.40% | 27.20% |
| 升级信息通信网络设备设施(5G/6G、边缘计算) | 17.50% | 14.50% | 15.10% | 9.70% |
| 大力推动智能建造技术 | 10.00% | 17.90% | 7.50% | 14.00% |
| 引进中间件集成技术,统一数据集成管理平台 | 13.80% | 6.00% | 8.60% | 11.80% |
| 大力推动装配式技术 | 6.30% | 11.10% | 5.40% | 10.80% |

图 13-28 新兴技术应用理念变革情况分析

**(a) 医院方**

| | 院领导 | 部门负责人 | 管理人员 | 其他 |
|---|---|---|---|---|
| 大数据 | 64.80% | 55.10% | 64.70% | 62.40% |
| 人工智能 | 55.00% | 48.70% | 41.90% | 62.40% |
| 人脸识别 | 35.00% | 41.00% | 37.60% | 32.30% |
| 物联网 | 36.30% | 38.50% | 32.30% | 37.60% |
| 5G通信 | 26.30% | 25.60% | 22.60% | 25.80% |
| 现代物流技术 | 35.00% | 28.20% | 24.70% | 9.70% |
| 机器人技术 | 26.30% | 22.20% | 17.20% | 18.30% |
| 云计算 | 8.80% | 9.40% | 15.10% | 16.10% |
| BIM | 6.30% | 8.50% | 16.10% | 6.50% |
| 区块链 | 6.30% | 5.10% | 6.50% | 8.60% |
| 沉浸式虚拟现实技术(VR/AR/MR) | 3.80% | 1.70% | 3.20% | 3.20% |
| 中间件集成 | 2.50% | 2.60% | 3.20% | 3.20% |
| 无人机 | 1.30% | 0.90% | 2.20% | 3.20% |

**(b) 非医院方**

| | 单位领导 | 部门负责人 | 项目负责人 | 管理人员 | 其他 |
|---|---|---|---|---|---|
| 大数据 | 77.90% | 74.50% | 66.20% | 70.30% | 66.20% |
| 人工智能 | 57.10% | 72.40% | 50.00% | 61.50% | |
| 物联网 | 54.50% | 56.80% | 50.70% | 45.90% | 27.70% |
| 5G通信 | 23.40% | 28.70% | 26.50% | 29.70% | 35.40% |
| 现代物流技术 | 24.70% | 28.70% | 32.40% | 31.10% | 12.30% |
| 人脸识别 | 28.60% | 23.40% | 23.90% | 25.70% | 13.80% |
| 机器人技术 | 22.10% | 24.50% | 12.70% | 28.40% | 13.80% |
| 云计算 | 18.20% | 18.10% | 19.70% | 14.90% | 13.80% |
| BIM | 10.40% | 11.70% | 15.50% | 14.90% | 12.10% |
| 区块链 | 5.20% | 12.80% | 7.00% | 17.60% | 18.50% |
| 中间件集成 | 6.50% | 12.80% | 7.00% | 9.50% | 6.20% |
| 沉浸式虚拟现实技术(VR/AR/MR) | 7.80% | 5.30% | 4.20% | 4.10% | 12.30% |
| 无人机 | 1.30% | 6.40% | 8.50% | 9.50% | 6.20% |

图 13-29 受访者对新兴技术在疫情期间发挥作用的评价

　　双方均认为"提高医院应对突发事件的韧性能力""大力推动互联网医院和远程医疗"是未来医院建设与运维最迫切需要解决的问题,并且这两个问题在设计和咨询中认同度都超过了 60%。

　　相较于其他参与方,医院前期规划和设计弹性对于设计和咨询方来说尤为重要。在所有问题中,各方都认为装配式技术的推动不是一项迫切需要解决的问题,说明在智慧医院中,推动装配式技术的应用和智慧医院建设的关联度不大。

　　另外,双方在对"转变后勤管理理念的转变,提升医院后勤管理水平"和"加强后勤人才队伍建设"的看法上有较大差异,医院方显然比非医院方更多地认为这是迫切需要改革的方面,尤其是医院方的部门负责人最为认同。

# 第 **14** 章

## 新兴技术的应用建议

　　针对第 13 章所述的七个维度,即智慧医院的发展趋势认知、新兴技术的应用领域、新兴技术的应用价值、新兴技术的应用推动力、新兴技术的应用障碍、新兴技术的未来趋势、新兴技术应用的理念变革,对它们所存在的不足与问题,本节将针对性地提出相应建议。

　　应用建议将从宣传与培训、试点与示范、总结与改进、需求与供给、建设与运维、创新与保障、规划与趋势七个方面提出,力求全面、有效地为医院管理者的决策提出参考意见,为新兴技术在医院中的顺利应用提供支撑。

## 14.1 宣传与培训

　　由问卷调研结果可知,医院方和非医院方都非常赞同"智慧医院是未来的发展趋势"(80%以上)。然而,仅有 45.55% 的受访者表示对新兴技术比较了解和非常理解。总体来看,大部分人群对于新兴技术的了解程度还处在一般或不太了解层面。发展趋势与现有理解基础的矛盾将制约传统医院向智慧医院的顺利转型,宣传与培训将成为解决这一问题的有效途径之一。广泛开展行业宣传,针对不同人员进行培训与教育,能够从总体上有效提升人们对新兴技术的专业认知程度。

　　宣传工作应面向多类受众,受众群体建议涵盖医院方与非医院方人员。医院方面首先应该重视内部的智慧建设与管理宣传,使得院方人员对新兴技术具备一定程度的认知。医院管理者需要对智慧医院等概念具有较为详细的理解,自上而下增强信息化意识,以便指导医院开展智慧化转型与后期稳定运营。针对入职年限较短的员工,应积极组织分享讲座与实地学习活动,使其能迅速对新兴技术在医院中的应用模式有较为清晰的认知。另外,针对来院的病患及陪护人员等非院方人员,医院同样需要加强新兴技术的宣传普及工作。通过引导其进行信息化预约、挂号、缴费甚至远程就诊等,避免长时间无效等待及长距离反复流动,提高患者就医满意度,同时也能够促进医院运行效率的提升。

宣传工作同样应通过线上线下多途径开展。针对政府方,应根据社会需求制定相应政策与指导方案,确保智慧医院有章可依;针对医院方,可通过编写相应案例、指南、指引、白皮书及开展会议、讲座等方式等进行宣传指导;针对非医院方,可通过微信公众号、短视频等线上媒体方式进行新兴技术宣传,同时在医院新技术设备旁通过志愿者进行线下宣传及辅助操作。

培训工作主要针对医院方。院方须增强对内部员工的信息化技术培训,使得日常办公等通过计算机技术得以实现,实现传统医院管理模式的升级转型。培训形式包括定期邀请领域专家开办讲座、组织员工进行内部经验分享会、加强医企合作等。

## 14.2 试点与示范

问卷结果显示,不管是院方还是非院方,都普遍认为新兴技术具有实际应用价值(80%以上)。然而,医院方只有大数据和人工智能的应用比例超过了50%以上,其他技术都低于50%,非医院方甚至认为没有任何一项新兴技术的应用率超过50%,反映了新兴技术在医院中的总体应用情况并不普遍。新兴技术的推行在初始阶段往往面临重重阻力。在这一阶段,传统医院管理与就诊模式已深入人心,院方及患者面对新技术的陌生感,往往导致了新兴技术的推广难度上升。为此,遴选一批新兴技术应用试点与示范医院,并总结经验,形成基准、标杆和最佳实践案例,将有利于新兴技术的全面推广。

2019年,国家卫生和健康委员会举行发布会,表明未来将在一百个城市开展城市医疗集团建设试点。试点内容包括,在医联体建立以信息化为支撑的远程医疗系统、会诊系统、教育系统和双向转诊系统等。真正意义上探索实现患者从基层医疗机构到上级医院就诊,实现信息互联、互通、共享,使患者享受更为便捷、高质量的医疗服务。

通过试点,医院方能够总结形成多样化集成技术整体应用及若干单项技术应用的新型运行模式,并通过参观交流、会议讲座等方式,逐步实现基于新兴技术的新型模式的大范围推广运用。同时,在试点过程中,管理方能够对设备供应商进行比较筛选,了解其各自优势,为各家医院选择符合不同需求的优秀供应商提供参考。

## 14.3 总结与改进

新兴技术并非一成不变,也绝非一劳永逸。著名信息咨询公司 Gartner 的技术成熟度曲线(Hype Cycle)将技术成熟度分为创新推动期(Innovation Trigger)、炒作顶峰期(Peak of Inflated Expectations)、泡沫低谷期(Trough of Disillusionment)、新启发爬坡期(Slope of Enlightenment)和高生产率稳定期(Plateau of Productivity)等 5 个阶段,通过该曲线可以分析各类技术的商业驱动趋势,减少技术投入决策风险。由于技术发展较快,新技术不断更新迭代,医院管理者需要了解各类新兴技术在不同阶段、不同领域、不同地区等方面的差异和发展阶段,避免高成本、低成熟度技术的过度投入,从而带来决策和应用风险。

在医院管理中,各项新兴技术具备不同的优势,如人工智能图像识别技术可以辅助医生进行读片,增强现实技术可以实现院内导航,5G 通信可以辅助远程诊疗开展等。在日常工作中,医院方应尽量有意识地记录相关技术在使用中的实际效果和应用模式,并在实践中不断优化总结,以达到精益求精的目的。

智慧医院建设阶段资金投入较大,运维阶段涉及的技术多元、运营成本高,因此医院方应根据所属地区经济发展情况和医疗需求实际情况进行规划。同时,还应考虑各医院自身经营优势,以及需要重点投入的领域,使经费得到高效利用,医院运行价值不断提升。此外,随着社会需求与科学技术发展,智慧医院需要不断更新技术与管理模式,以实现智慧医院的可持续发展。

## 14.4 需求与供给

在新兴技术的应用过程中,医院方同样应关注需求与供给方的不同认知,避免"新技术陷阱""叫好不叫座悖论"和"贴标签"现象,创造基于价值链再造的共创、共享和共赢局面。

首先,需要准确了解院方的专业需求,医院的管理人员需要对医院管理流程深入认识,同时了解各新兴技术的主要应用领域。其次,管理人员应了解患者在就医流程中所面临的主要问题,并针对性引入新技术予以解决。如,自助机可以在一定程度上解决挂号、付费等排队时间长的问题,但是医院的患者大多为老人,其对信息化操作并不熟知。

因此,医院应设置志愿者岗位,对操作进行帮助指导,提升新设备的使用率,真正有效解决固有问题。最后,在了解医院与患者的实际需求后,管理者应根据实际经济情况制订适合自身的智慧医院运维管理模式,同时邀请新兴技术应用成熟的第三方进行评估,避免大量新技术系统无人问津、资金投入浪费的情况发生。

在供给方面,应准确了解医院方的需求及实际情况,提供个性化方案;在智慧医院的建设过程中应注重知识积累、总结,逐步形成集成的项目交付团队与新型项目交付模式和交付文化,使得未来的相关建设项目日趋专业化、系统化,有利于智慧医院在大范围推广普及。

## 14.5 建设与运维

由于智慧医院项目涉及多个不同阶段,因此医院管理同样应分阶段进行。其重点应包括关注建设与运维阶段不同新兴技术的应用需求,以运维为导向,形成全生命周期的应用模式。

在智慧医院的建设阶段,结合项目管理的思路和方法引入新兴技术有利于数据和信息的统一集成,实现项目各方协同开展工作,有效避免"信息孤岛"现象。同时,基于新兴技术的项目管理能够对项目实行全过程进行有效控制,确保项目进度、质量与成本处于规定范围内,避免项目因进度延期、质量缺陷、成本超支等问题产生的困扰。

由于医院是具备重要功能的特殊建筑类型,从项目最终需求导向进行分析,运维阶段的高效管理模式在一定程度上甚至比建设过程更需要引起管理者的重视。在医院运维中,管理者可以针对不同医院的特点与需求适当引入新兴技术,如记录分析大数据,辅助消除医院日常运营中的瓶颈环节,优化患者就诊体验与满意度等,最终形成运维导向的全生命周期增值模式。

除了在不同阶段根据需求应用不同新兴技术外,相同技术在建设与运维阶段同样能够发挥不同的效果。以 BIM 技术为例,在建设阶段的项目管理中,BIM 保证了参与各方的系统工作,辅助进度管控、工程量计算及工程图纸、文档详细信息查询等管理,有效促进了项目精细化管理;在项目后期的运维管理中,由于在建设阶段的 BIM 中已包括了构件、隐蔽工程的位置、尺寸、厂商基础数据等大量信息,可提升运维工作的准确性与高效性,同时基于 BIM 的运维管理能够有效积累设施管理阶段的知识,对于未来的全生命周期项目管理具有重大意义。

## 14.6 创新与保障

当前,新兴技术在智慧医院中的应用已经超越技术层面,管理理念、管理模式与技术理念的不适应成为阻碍新兴技术优势充分发挥的关键因素。政策驱动、管理变革与资源、安全保障是新兴技术成功应用的重要变量。

随着新兴技术的发展和智慧医疗理念的不断普及,在不久的将来,公立医院、私立医院、医联体、康复养老机构以及医疗供应链企业将进一步加强协同合作,为人民群众提供更加便捷、高效的医疗服务,在全社会形成完整的智慧医疗生态体系,逐步打破各单位间的交流障碍,消除部门间职能条块的管理壁垒。

在智慧医院的运维管理中,医院方需明确认知其与传统医院管理模式的差异,了解潜在的需求与困难,并针对性加强投入,构建更加有效完整的管控机制,打造更加高效的建设模式与管理流程。此外,管理者需通过不断学习交流,力求具备对于相关领域未来发展的敏锐判断力,使医院组织架构及管理模式与时俱进、动态运营,保持智慧医院可持续发展的动力。

智慧医院的高效运营需要大量专业人才的协助,力求在强化管理模式的同时充分发挥人才价值。人才管理包括人才支持、人才引进、人才培养等方面。人才支持是指智慧医院的规划阶段,建议邀请第三方专家结合医院实际情况给予建议与指导,确保智慧医院规划合理、可行;人才引进包括招聘计算机、软件相关专业的从业人员、高校毕业生等,同时可通过产学研一体化等方式,在促进新兴技术研发的同时提供相关领域科研基础并提升医院管理效率;人才培养可通过医院方定期开展讲座、研讨会等方式进行,提升人员的计算机理论与实践水平,旨在增强团队内部的信息化专业能力。

在智慧医院的建设运维过程中,需要投入一定的资金配置设备、系统与日常运维的其他开支。在资金应用中,需要尽量完善资金和资源布局体系,确保资金充分利用,保障预算在可接受范围内。此外,现阶段医院自筹资金投入比例仍较低,社会资助等其他资金投入方式与制度尚不清晰,创新融资与交付模式势在必行。

## 14.7 规划与趋势

智慧医院的成功运行及推广,需要医院管理者重视"十四五"规划的编制,关注国家政策以及新兴技术的发展趋势,关注疫情的深层次影响及医院的未来发展趋势。

党的十九大报告中指出,"实施健康中国战略,就是要为人民群众提供全方位全周期的健康服务",其关键点便是建立高质量的医疗卫生服务体系。2019 年 3 月,国家卫健委颁布了《医院智慧服务分级评估标准体系(试行)》,正式将智慧医疗列入医院评价体系。3 月 21 日,国家卫健委召开信息化质控与智慧医院建设工作情况发布会,指出了智慧医院建设的三大领域以及工作重点。2020 年 5 月,国家卫健委办公厅发布《关于进一步完善预约诊疗制度加强智慧医院建设的通知》,进一步明确了智慧医疗的建设管理思路。

新冠肺炎疫情的冲击暴露了传统医院模式在平疫结合方面依然存在明显欠缺。一方面,传染病医院由于平时患者数量相对较少,难以获得大量资金投入,诊疗水平难以提升,因此在医护人才配备与院区规模上都无法满足大型流行性疾病发生时的需求;另一方面,虽然综合医院设置了发热门诊与传染病楼,然而其规模普遍较小,同样难以应对类似新冠肺炎疫情的突发事件。因此,智慧医院应力求在设计规划阶段就充分考虑"平疫结合"的可能性,使得建筑具备快速转换的弹性能力。

最后,医院在不断发展,新的理念也不断产生,这些理念将改变甚至颠覆现有医院管理及服务技术,例如"未来医院""明日医院"等,智慧医院本身概念和内涵也在发展。另外,医院的服务理念也在变化,高质量医院、可持续与绿色医院等也是医院发展的新需求,医院的决策和管理者需不断跟踪医院的发展趋势,通过技术创新驱动医院的转型升级,提供更高质量的医疗服务。

# 第 **3** 篇
## 场 景 篇

# 第 15 章

# 智 慧 手 术 部

## 15.1 手术部现状和趋势

### 1) 手术部建设现状

我国手术部的场所建设、硬件和医疗设备投入接近医疗发达国家水平,但受制于我国人口大国及老龄化的国情,原有的手术间规模及分类已不适应手术量的增加,加大了手术室经营管理水平的难度,虽有长足进步,但在场所建设和医疗设备的水平上仍有较大差距。手术室的信息化不成系统,手术过程追溯不健全,无法建立术前、术中、术后的围术期安全、效益管理,也缺乏更精准的数据支撑手术部的智慧化管理,种种软实力的不足,严重阻碍手术室的发展。

随着中国医疗行业质量要求的不断提升,手术部需利用新技术解决管理过程中的一些问题,见表 15-1。

表 15-1　手术部管理的主要问题

| 临床工作方面 | 手术量越来越大,需要智能化手术排台辅助人工经验式排台以提高效率;另外,新技术、新材料的应用,加大了医生、护士的学习成本,也增加了临床风险;专科分支不断细化、发展迅速,人脑已经无法胜任全科医生的要求,手术越来越复杂,往往需要多科联动配合,对术中信息及影像及时调阅的需求非常迫切 |
|---|---|
| 患者方面 | 病情越来越复杂;年龄跨度大,医生需要考虑的术中风险因素多,应对方案复杂;随着经济条件的好转,需求不断增加,期望值过高,医生需要好的辅助诊疗手段来承担更多的压力;对于治疗信息过度质疑,医生需要具备多面化知识进行释疑 |

（续表）

| | |
|---|---|
| **医务方面** | 人员多、知识结构复杂；手术部是全院科室交汇最密集的场所，手卫生、器械卫生、医疗垃圾处理等都给院感带来较大挑战；手术室的分工越来越细，需要以专业的管理手段解决各类统计汇总和质控要求；并且年龄结构趋于年轻化，需要通过智慧化的系统传承帮带来规范业务行为；另外，手术室后勤人员社会化，工作数量、质量的管理要求明显提高，增加了管理难度 |
| **管理方面** | 随着国家对全民健康的投入，手术室规模越来越大，空间布局大，往往不在同一个楼层，增加管理难度；面临教学和科研的压力，工作节奏快、劳动强度大、突发事件多，并且人力资源相对不足、缺乏专门的管理和技术人员；手术室又需要对高值耗材、药品、输血及病历标本进行闭环管理，满足精细化管理要求；另外，手术室是能耗大户，有效节约运行成本、降低能耗，满足效益管理的要求 |

## 2）政策引导

（1）2016 年　卫计委手术信息化的文件要求

《国家卫生计生委办公厅关于印发医院信息平台应用功能指引的通知》（国卫办规划函〔2016〕1110 号）第三十五条（手术信息管理）中指出利用信息化技术、物联网技术，对手术室的人流、物流进行精细化管理，在围术期的全过程提供手术和手术室管理信息支持，提高手术室的工作效率和质量。具体功能包括：术前访视记录、手术申请排班管理、患者安全管理、手术安全核查管理、器械核对、术中术后护理记录、排班管理、物资管理、更衣管理、手术药品管理（毒麻药）及手术进程监控。

（2）2020 年　国务院政府工作报告重点支持新型基建建设

一是信息基础设施，主要指基于新一代信息技术演化生成的基础设施，比如，以 5G、物联网、工业互联网和卫星互联网为代表的通信网络基础设施，以人工智能、云计算、区块链等为代表的新技术基础设施，以数据中心、智能计算中心为代表的算力基础设施等。

二是融合基础设施，主要指深度应用互联网、大数据、人工智能等技术，支撑传统基础设施转型升级，进而形成的融合基础设施，比如，智能交通基础设施、智慧能源基础设施等。

三是创新基础设施，主要指支撑科学研究、技术开发、产品研制的具有公益属性的基础设施，比如，重大科技基础设施、科教基础设施、产业技术创新基础设施等。伴随技术革命和产业变革，新型基础设施的内涵、外延也不是一成不变的，将持续跟踪研究。

新型基础设施建设以技术创新为驱动，以信息网络为基础，面向高质量发展需要，提供数字转型、智能升级、融合创新等服务的基础设施体系。

（3）2021 年　第一个数字化团体标准即将诞生

数字化手术室建设定义为全面涵盖信息化、物联网体系并与手术运营、管理、建设深度融合的标准。对于洁净手术部的政策导向已经从补短板逐渐走向提升软实力的阶段,手术部开始走向智慧手术部的概念,从以需求建设为核心走向以经营管理为核心的阶段。

### 3)手术部发展趋势

世界上第一个手术室的标准诞生于 20 世纪 60 年代的美国,之后各国均发布自己国家的标准(表 15-2)。受制于当时国情影响,直到 1995 年,我国军队总后营房部编制发布了《军队医院洁净手术部建筑技术规范》(YFB 001—1995),该标准给出了洁净手术室及其辅助用房的各项技术要求,起到了里程碑式的促进作用,引领我国洁净手术部的建设迈上一个新的历史台阶。

随后在 2002 年,医院洁净手术部建筑技术规范开始推出并被普及,全国各医院都大量新建和改建了自己的洁净手术室,为手术提供优质环境场所,经过 20 多年的发展,中国的洁净手术室在建设上已经追上发达国家的水平。

表 15-2　世界一些国家公布洁净室标准年表

| 公布时间 | 各国标准 |
|---|---|
| 1961.3 | 美国空军技术条令 TO.00-25-203 |
| 1963.7 | 美国空军技术条令 TO.00-25-203 第一次修订本 |
| 1963.12 | 美国联邦标准 209 |
| 1964 以前 | 苏联标准(计重法) |
| 1965.8 | 美国空军技术条令 TO.00-25-203 第二次修订本 |
| 1965 | 苏联标准 CH317-65(计数法) |
| 1966.6 前 | 联邦德国标准 |
| 1966.8 | 美国联邦标准 209a |
| 1967.8 | 美国国家航空与航天管理局 NASA 标准 NHB5340.2 |
| 1968 | 民主德国标准 |
| 1972 | 法国标准 ASPEC Communication7202 |
| 1973.4 | 美国联邦标准 209b |
| 1973 | 苏联标准 OCT11-170-050-.001-73 |
| 1976—1977 | 联邦德国标准 VD12083 |
| 1976 | 英国标准 |
| 1976 | 澳大利亚标准 |
| 1979 | 中国洁净技术措施 |
| 1984 | 洁净厂房设计规范(GBJ 73—84) |

随着医疗改革深化,对手术部的管理要求越来越高,手术部也从单纯的工程建设、设备部署,逐步演变成智能化集成、万物互联,实现手术部从信息化到智慧化的跨越,也给大家带来了更多思考空间。结合新兴技术的应用,基于手术部场景,原有的手术部建设模式已跟不上智慧化的需求,亟须围绕手术部在资源调度、安全、效率的总体目标要求,切实规划好手术部整体建设,充分考虑建设期间各专业之间的配合,从运营角度出发满足医院使用需要。

手术部的建设,必须从单纯的工程作业、信息化建设,逐渐演变为一体化的设计、互为融合的工程作业,相互配合,整体打造智慧手术部系统的舒适性、易用性、健壮性。

## 15.2 智慧手术部顶层设计

围绕手术部的业务运营、手术辅助、决策管理进行顶层设计。要求除了满足医院手术需求量,需更多考虑在日常运维中如何以智慧的管理方式进行资源调度、手术安全管理,即在顶层设计首先应考虑手术业务管理的目标,再考虑要实现这样的目标需要构建什么样的业务系统,通盘考虑数据互通的平台,最后设定基础建设如何支撑好整体的运营。整个顶层设计不再盲目,而是根据自身的实际情况来规划建设,保障软硬件的同步发展。

在规划之初,可从基础建设和设备物联、信息集成交互平台、运营业务支撑和管理集成四个方面进行业务模型搭建,围绕患者围术期业务管理和手术部精细化管理两个目标制订建设方案,详见图15-1。

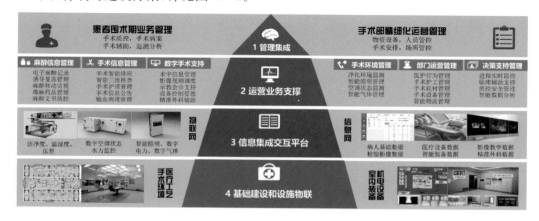

图15-1 手术室建设规划天梯图

除了建设规划,手术部还需考虑全面的运营架构,需要充分考虑手术运营的各种要素,如图 15-2 所示,从手术部整体排程安排、手术场所管控、人员行为管理、护工协作管控、手术护理、医疗设备管控、手术物资管控及手术麻醉系统进行数据集成和流程整合,搭建各类数据中心,为智能数据分析、管理驾驶舱、人员绩效呈现决策视图,构建智慧手术部大管理平台。通过管控手术部所有业务过程,到最终产生的大量运营数据,再通过数据分析,能够精准了解整个手术部的运作,为管理优化、科研提供数据支撑。最终关注整个围术期的所有业务,并形成一个良性的生态,为医疗决策、科研分析提供最真实的数据仓库。

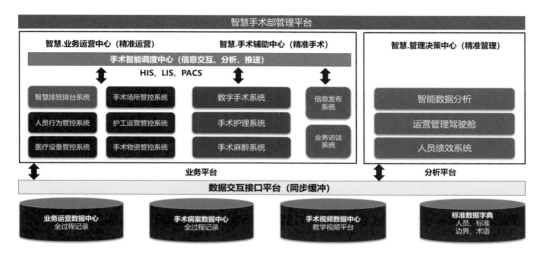

图 15-2　手术室运营规划架构

## 15.3 智慧手术部业务支撑

随着智能化、物联化、信息化技术的发展,传统的手术部运营模式的弊端越来越明显,作为医院的一级管理者,无法快速实时获取手术部的硬件资产状况、人员状况、能耗、收入和支出等信息的详尽报表。

对于一线的管理者,没有有效的系统或者手段支撑其完成手术部运营的体系建设,支撑其快速实现智能运营、数字运营。

随着互联网、物联网的蓬勃发展,手术业务系统也开始应用各种新技术,通过智能化的手段,帮助医院管理者、运营者、维护者更快速精准地完成各种业务。智慧手术部建设应考虑以下系统:智慧手术室物联及运维、围术期智慧手术管理平台、智慧手术中央指挥系统、智慧手术信息交互系统、智慧手术麻醉管理系统、智慧手术护理运营系统、人员行为管理系统及毒麻药管理系统。

### 1）智慧手术室物联及运维

随着手术部的规模越来越大,对于手术场所的管控,传统方式逐渐显得有心无力,众多设备分散设置、运营状态无法实施监测、保养烦琐等因素给维护者造成很大压力,手术室需要物联化的运维方式。同时,手术部的规模庞大,医护人员每天走动范围很大,要开关各种设备,占用很多时间,影响手术部运营效率,手术室需要智能设备控制。

建立一体化的智能物联平台可以对手术室内空调机组运行状况、压差、电能量、气体流量及洁净度进行监测和分析,对机组运行、温湿度、灯光及门进行控制和调节,对于环境数据不达标或空调机组设备故障等信息能进行及时报警和记录。

（1）手术室设备集成物联化

洁净手术室的净化系统是保证环境指标的关键,机组的各种设备运行、冷热源的供应是正常运行的基础保障,应全部进行详细监测,如图 15-3 所示为手术设施运维系统界面。

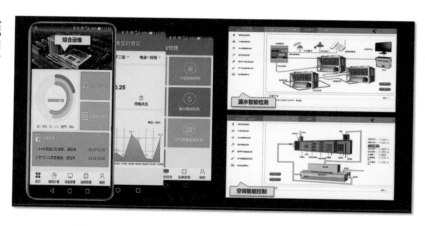

图 15-3　手术设施运维系统界面

漏水智能检测是通过空调水管上安装的高精度水管压力传感器来实现的。空调水系统正常运行时,压力传感器将探测到的实时水系统压力显示在仪表盘上,同时将水管压力信息发送给 DDC 自控柜,并在自控柜的集中监控电脑上显示水系统压力。当水系统因故漏水时,空调水压会持续下降,漏水点越大,压力下降越快。当压力降大于设计值或压力值低于设定值时,则判定为系统非正常漏水,同时发出信号给声光报警器,提示工作人员检查详细漏水点。

空调智能控制包含机组控制、过滤器报警控制、恒定系统风量控制和恒定温湿度控制。每台净化机组为独立运行的系统,单独配备 DDC 空调自控柜。DDC 控制器、压力传感器、压差开关、变频器、温湿度传感器和电动比例调节阀均采用高精度的国际品牌自控相关设备。过滤器报警控制用于净化机组内的初效、中效、亚高效和室内高效过滤器,风机的缺风保护均设置压差开关进行实时监控。恒定系统风量控制用于净化空调系统运行,室内高效正常使用情况下,其阻力会不断增加,压力传感器安装于送风总管,根据系统压力变化,自动调节变频器,达到净化系统恒风量的要求。用于恒定温湿度控制的温湿度传感器安装在回风总管,控制室内的温湿度。制冷运行时,通过电动比例调节阀的开度控制和再热设备(热水或电再热)及其 PID 的控制,稳定室内的温湿度。制热运行时,通过热水盘管和加湿器稳定室内的温湿度。

手术部是复杂机电区域,净化系统的维护保养近年来得到医院极大重视,通过智能物联网将各种设备的实时运营状态导入,为运行维保提供极大支撑,主要包含各种设备的运行状态,如能耗指标分析、保养计划和智能提醒、设备故障定位分析等,逐渐形成智慧运维。

为了更好地配合运维系统检修,近年来手术室各类能源保障设备逐渐开始模块产品化,其核心目的是将手术室的配电、医用气体、等电位、IT 隔离电源和弱电控制等高度集成在一处,通过模块组件设计,实现无损升级、维修、更换的最佳方案,并统一纳入物联网让维护者随时掌握各种资源保障,也便于快速排查问题。如图 15-4、图 15-5 所示。

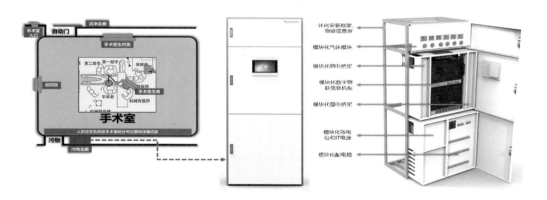

图 15-4 集成物联化能源信息柜

传统的手术部建设往往是在建设初期按照医院提出技术标准对手术室进行净化工程施工,施工结束后按照洁净度标准进行验收,以手术室的净化能力。空气指标是一个动态的敏感指标,人员的流动、医疗垃圾的处理、电刀的使用等都会给手术室的空气质量造成一定的影响。另外,传统的手术室无法把手术室运行中的离散数据按时间点进行存储,无法对手术室运行指标是否合格给出数据依据。如图 15-6 所示。

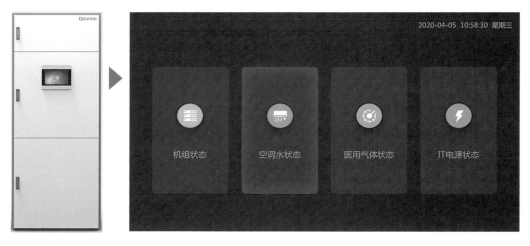

图 15-5 全面的设备运行参数实时监测

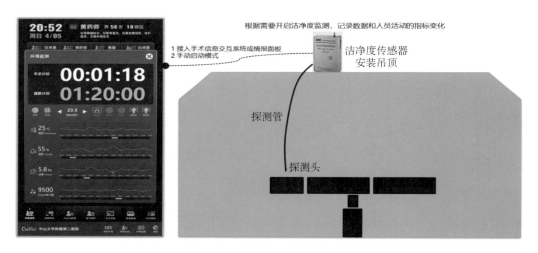

图 15-6 手术配置洁净度实时监测

（2）手术室控制智能场景化

手术室的操作控制应简单集成化,方便医护人员快速掌握,控制能力需要更加强大,不仅可以控制灯光、空调,还应能进行数字化等操作,利用智能物联化设备,完成手术部环境总控系统的联网化、数字化。系统集成电话、空调机组、灯光、走廊监控及呼叫系统,实现全手术部的环境控制系统,替代原有的单纯的情报面板方式（图 15-7）。集成化控制包含下述功能:

① 手术计时、麻醉计时;

② 手术室环境指标监测;

③ 手术室灯光控制（照明、无影灯）;

④ 手术室净化空调设置；

⑤ 手术室医用气体监测；

⑥ 手术室 IT 隔离电源监测；

⑦ 手术室背景音乐；

⑧ 手术室电话和呼叫；

⑨ 手术室影像控制（全景、术野、投屏）；

⑩ 实时手术教学（影像传输、会诊）；

⑪ 手术影像管理（存储、回放、检索）；

⑫ 手术数据整合（PACS、LIS、电子病历）。

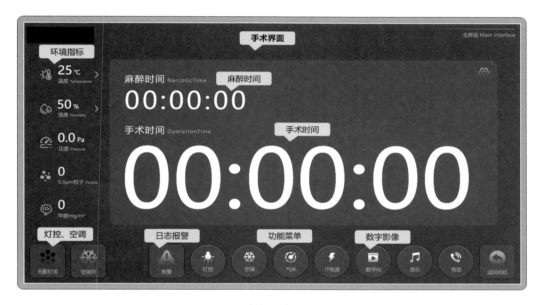

图 15-7 手术室集成控制交互系统

中央护士站应该能够整体控制各个手术室的温湿度、灯光、监控，并能随时了解手术室运行情况，如能耗、设备位置等信息，能够集中操控，无须频繁奔走，大大减轻医护人员的工作负担。主要功能如下：

① 每间手术室的实时环境指标中央监测；

② 中央监测每间手术室的手术运营状态；

③ 中央监测每间手术室的设施运行状态、故障提醒；

④ 中央控制整个手术部的设备、照明控制；

⑤ 中央控制整个手术部的监控影像；

⑥ 中央控制整个手术部的门禁；

⑦ 中央集成化的呼叫系统。

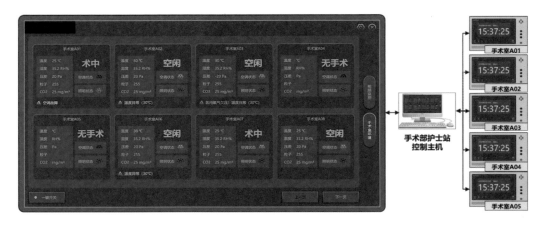

图 15-8　护士站集成群控系统

## 2）围术期智慧手术管理平台

随着电子病历等级评审要求的贯彻落实，全院患者数据的互联互通已成为建设前提。管理平台集成围术期所有的业务系统，实现信息互通、互动。手术运营可视化，围术期数据全程追溯，为手术运营提供实时动态的过程控制，逐步打造精准手术管理的三大中心。

（1）质控数据中心

以患者为中心，围术期关键环节为主线，串联围术期各职能业务，从中发现优化路径进行优化，并监控围术期中临床操作，找出问题点加以管控。针对患者的各项检查检验指标、评估评分和体征监控提供预警/报警、决策支持、指南路径等智能化辅助应用。

（2）科研数据中心

通过整合手术室各项资源，有效保存一手手术资料，并按照手术类型、科室、等级等条件进行分类存档，使原来无从下手的"信息孤岛"变成无处不在的资料库；再借助人工智能技术、大数据技术和云计算技术的应用，提炼价值数据加以利用分析，为提供更好的手术服务奠定基础。

（3）运营数据中心

建立全面的手术部运营质控与追溯，对手术行为、门禁安全、衣物设备、环境感控、耗材器械、人员绩效及成本营收等关键点进行覆盖管理，实现由终末质量向环节质量、事后追问向即时反馈、单一化管理向全方位精细化管理的智能转变，给管理者带来人性化的管理模式。

整个平台系统由手术辅助、手术护理、手术麻醉三大手术业务系统深度整合，

统一由中央指挥系统整体调度,实现整个围术期业务的协同运行、数据追溯、决策支撑:

① 覆盖了患者围手术期的全流程,包括手术申请、术前访视、术中记录、术后恢复、麻醉随访、质量管理和镇痛治疗等,术中使用的临床设备所产生的数据统一集中采集到数据库后台,有效地保证了数据的实时性、准确性和安全性。

② 保证了患者围手术期病历的规范化和方便用户检索,使这些临床数据可以在全院任意信息节点上授权访问,并且可以与院内现有的 HIS、EMR、LIS 和 PACS 等信息系统进行紧耦集成。

### 3) 智慧手术中央指挥系统

中央指挥系统是手术部运营的核心中枢,提供整体化的操作业务流程,实现整体运营智慧化。跨平台的手术集成管理调度中心,可实现全流程可视化管控。

（1）手术业务整体调度

手术过程是一个连续、精准的多步骤过程,管控一台手术的围术期全部业务运作需要协同各系统的数据交互,形成业务场景闭环。如图 15-9 所示,围术期业务整体调度系统以手术排台为起点,实现连续的信息流动。一台手术一旦确认下发,系统可以自动发布此台手术的所有要求,包含手术护理要求、供应室器械包要求、高值耗材要求、病理输血要求、人员时间要求及手麻时间要求等,并根据各项工作进度情况进行信息推送提醒,整体调度手术管理的全过程。

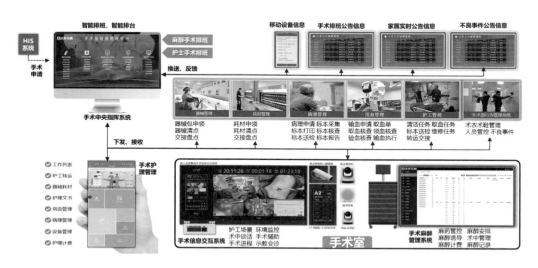

图 15-9 围术期业务整体调度

（2）手术质控数据追溯

中央数据平台存储以手术为核心的围术期的全信息记录,是保障手术质量的基础。每台手术全程可追溯,让手术质控能够更好地执行,保障患者生命安全。

如图 15-10 所示,系统记录并整合患者手术的各种数据,包含术前(病历、医嘱、访视、护理及物料等所有术前资料);术中(麻醉数据、体征数据、影像数据和环境数据等);术后(复苏、体征、护理、镇痛及回访等)。通过可视化方案,极大地方便使用者进行查阅、检索、追溯和决策;同时,根据大量累积后的数据,可进行智能分析,从而形成过程异常提醒,形成精准手术管理。

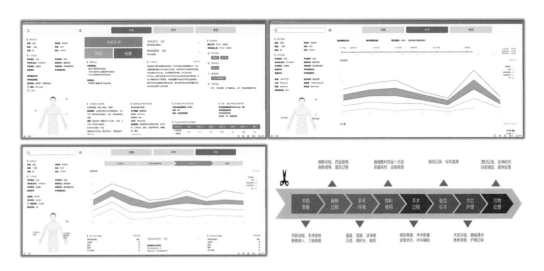

图 15-10 完整的围术期数据追溯

(3) 手术运营分析

我们可以从手术室流转效率监测发现某个手术间存在流转问题,在从接台时长我们可以看出该手术间的接台时长远高于其他手术间,并看出是某台手术接台时间过长造成;通过开台准点监测,我们能定位到是前面某台手术造成的晚点,导致后面产生的一系列问题;在通过对晚点手术的原因分析,我们就可以得出造成这一系列问题的原因是由何引起的结论。通过对所有的手术间进行扫描分析,就能得出哪个环节的问题导致了工作效率的降低,从而针对性地进行改进和处理(图 15-11)。

① 对患者的诊疗信息进行汇总分析及可视化呈现,帮助医生决策。

② 监控患者的生命体征,进行计算和评分,及时发现不稳定情况,实时提醒。

③ 整合手术过程信息,分析各环节的医疗行为,对可能出现的错误及时提醒。

④ 分析 CDSS 执行,患者病情变化,决策依从性;为决策者提供质控依据、诊疗回溯、绩效汇总等。

⑤ 通过患者病情分析和专家知识库对比,推荐合理的诊疗方案。

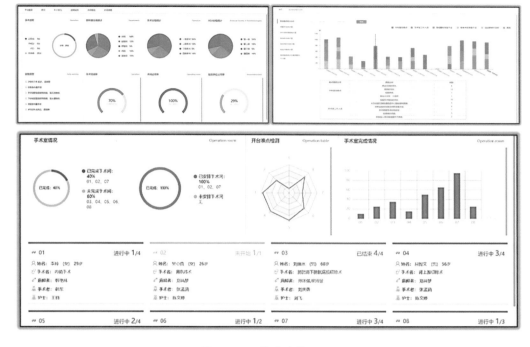

图 15-11　临床决策 CDSS

（4）实时数据监测

通过实时数据交互，可以将围术期的各种数据智能分析，让管理者动态了解手术部运营情况，在出现问题时，可快速有效地作出各种决策（图 15-12）。

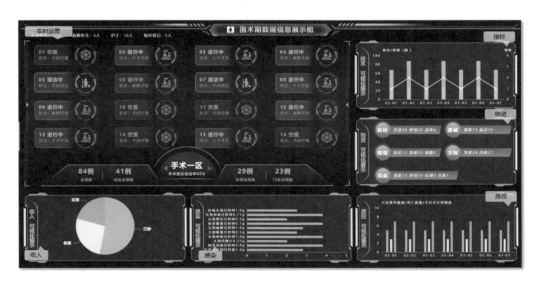

图 15-12　围术期实时数据运营驾驶舱

### 4）智慧手术信息交互系统

手术信息系统是手术室内感知、交互、系统协同的信息平台，是围术期管理平台的信息互动的重要系统。如图 15-13 所示，以设备集成为基础、以信息整合为核心，将各类独立的医疗设备和医院信息系统集成在统一的平台上，实现手术室临床信息共享、设备集中控制和医疗资源的智慧管理，使手术室的工作流程得到改善、提高效率降低差错的目的，满足医院不同手术专科和手术环境的要求。

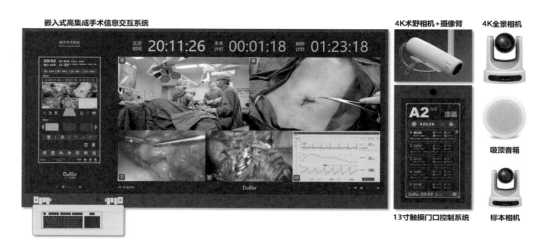

图 15-13　手术信息交互系统组成

如图 15-14 所示，通过多个显示屏组成信息墙，让主刀医生、手术助手无需移动即可了解各种手术数据，得到全方位的信息支撑，为手术助力。

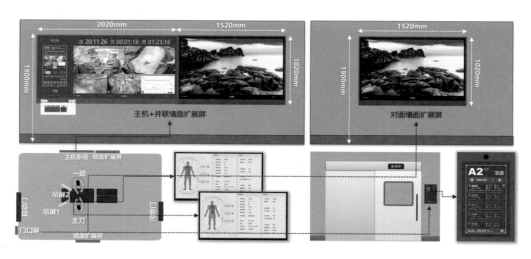

图 15-14　典型方案部署——信息墙

（1）手术信息墙画面组合

通过主系统画面和扩展屏的不同组合，为手术医生提供患者的各种资料、影像、设备实时参数等，采用更自由灵活画面组合方式，为不同场景提供适合的需求。包含画面组合样式可自由定制，每个子画面的数据源可以自行选择，多个扩展屏可以独立设置不同样式，并可以保存记忆场景，方便使用。

采用自由定义的画面组合，可以让手术医生根据自己的需要自行设计画面，通过不同的扩展屏，形成适合自己的手术信息墙，方便在手术过程中及时获得需要的信息。如图 15-15 所示。

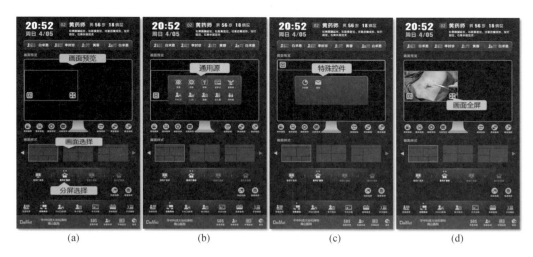

图 15-15 手术信息墙画面组合

图 15-15（a）中主屏和各种扩展屏独立设置，画面分割样式自由选择和定制，所有屏设置完毕可一键形成信息墙；图 15-15（b）中根据画面分割窗口独立设置输入信息源，包含全景、术野、腔镜、显微镜、PACS、LIS、医嘱、监护仪及麻醉数据等；图 15-15（c）中支持特殊源输入，如手术、麻醉等时间系统，求援信息、通知信息等；图 15-15（d）中每个分屏画面都可进行自由缩放。

（2）手术画面控制和信息获取

通过信息墙画面的控制，让医生能够获得最佳信息画面，并可以通过标注系统进行画面处理，可以自主控制画面，并对画面进行实时标注；对于手术过程中的需要进行自由截图或录像，用于手术病案，支持多画面组合的操作，同一时间保存更多信息。如图 15-16 所示。

图 15-16（a）支持每个分割画面的控制，调整到最佳视角；图 15-16（b）中每个分割画面支持双向标注，可以为教学或病案提供实时标注；图 15-16（c）中每个分屏画面都可独立录像、截图、支持远程控制，为主刀做病案、教学提供数据；图 15-16（d）可以

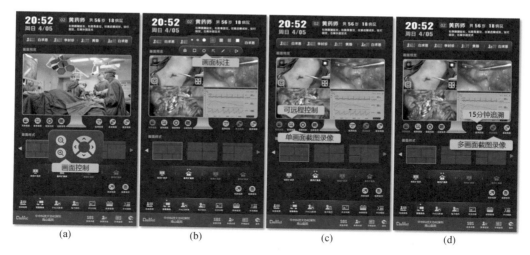

图 15-16 手术画面控制

将所有画面组合进行整体录像或截图，让画面在同一时间了解更多信息，支持 15 分钟实时追溯。

（3）手术示教和资料管理

观摩学习人员在会议室、办公室等场所就能观看手术现场的实况，支持真 4K 高清的影响传输，示教医生对手术过程进行讲解，双向交流；过程中可对画面进行冻结、标注、回放等操作，真正做到互动教学。通过远程网络将患者的实时体征数据和病史数据，如 PACS 影像、LIS 检查检验报告等，实时传输给远程专家，全面展示患者所有信息，确保专家做出准确的判断并提供手术指导。如图 15-17 所示。

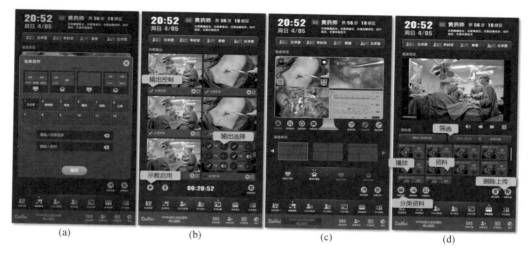

图 15-17 手术示教与资料管理

图 15-17(a)中信息墙支持场景定义，主刀可以根据自身习惯设计适合自己的信息墙方案，未来可以一键运行；图 15-17(b)中自由化的示教源输出管理，可以独立管控每个源输出到什么位置，设置完成，一键开始示教；图 15-17(c)中示教画面组合可交由医生控制或示教室进行组合；图 15-17(d)中录像管理支持不同用途的如全局、病案、示教的资料归档、回放、编辑、预览、管理和自由检索。

（4）PACS 整合功能

对接医院 PACS 系统，让手术室可以随时调阅患者影像检查资料，支撑手术，如图 15-18 所示。

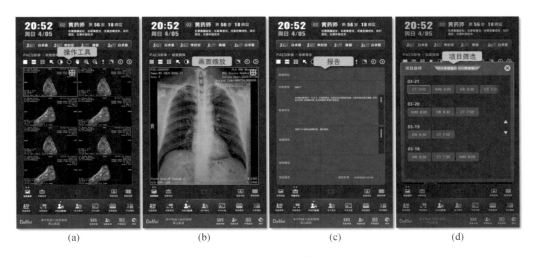

图 15-18　PACS 整合

图 15-18(a)提供整合化的 PACS 功能，快速了解患者各种检查影像数据；图 15-18(b)支持对图像各种操作，如单、多画面、缩放、反向变色、旋转等功能；图 15-18(c)可以快速了解每次检查的诊断报告；图 15-18(d)对患者的检查记录快速分类。按种类、按时间，便于查找。

（5）电子病历整合功能

对接医院电子病历和检验数据，进行信息整合，全面了解患者各项数据，如图 15-19所示。

图 15-19(a)整合电子病历，了解手术评级、患者重要状态和手术指南建议；图 15-19(b)整合电子病历的详细医嘱，方便医生了解患者术前详细情况；图 15-19(c)整合检验数据，支持分类检索和指标曲线视图，帮助医生直观掌握各种指标；图 15-19(d)通过管理平台整合患者所有术前、术中、术后信息，动态手术病案可以提供更多数据。

（6）记忆驾驶场景功能和通知公告板

记忆驾驶场景功能，可以让医生根据需要进行全面设定后，进行方案保存，形成

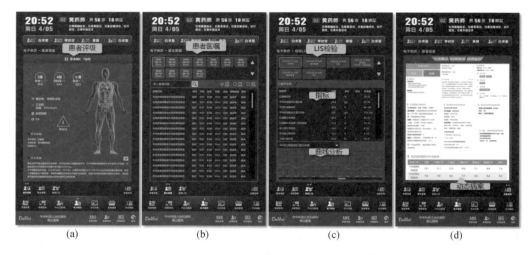

图 15-19 电子病历整合

个性化场景，在手术开始时一键运行，方便快捷。在无手术期间也可变成一块信息公告板。如图 15-20 所示。

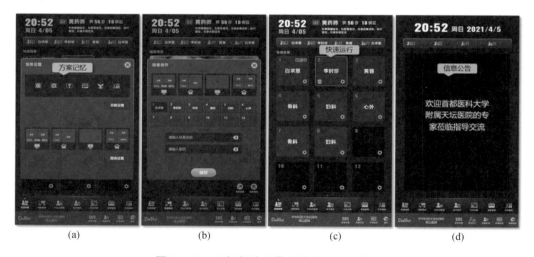

图 15-20 记忆驾驶场景功能和通知公告板

图 15-20（a）提供自定义记忆场景功能，可以将信息墙方案、示教方案存储；图 15-20（b）中可以随时调整方案，并进行保护型场景更新；图 15-20（c）为自定义场景，为不同专家提供最佳习惯方案，也为专科方案提供探索，点击即可完成场景运行；图 15-20（d）提供主页信息公告板功能，通过管理平台进行信息发布。

（7）手术场景辅助功能

手术信息系统全面整合了各种手术辅助功能，让围术期的各个业务系统在手术室形成闭环场景。如图 15-21 所示。

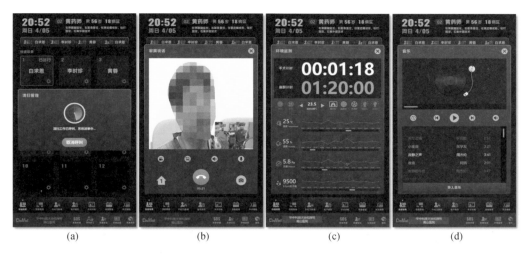

图 15-21　手术场景辅助

图 15-21(a)提供手术室护工呼叫发起；图 15-21(b)为手术室术中实时谈话；图 15-21(c)为手术过程环境指标监测、记录；图 15-21(d)为背景音乐，支持蓝牙等各种音源输入。

（8）手术室运营状态监测

配置在手术室门口，是手术室运作的综合信息交互终端，能够指引手术的各种进程状态，为各种人员、物资进出手术室进行指引，是手术室的智能数字电子标牌。实时反映手术阶段状态，如图 15-22 所示（待机、准备、术中、清扫和自净各个阶段）。

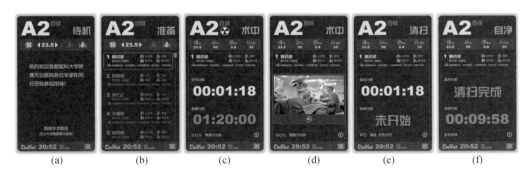

图 15-22　手术室运营状态监测

图 15-22(a)标定手术室编号参数，反映手术不同阶段，提供信息公告功能，在门口即可控制自动门、空调、照明功能；图 15-22(b)与手术排台系统联动，清晰了解每间手术室的手术安排；图 15-22(c)与手术计时联动，反映术中各项参数，支持放射危险警告，反映手术紧急求援状态，反映室内环境指标；图 15-22(d)根据提供手术室内各种数据快照，如全景影像、监护仪数据等，在门口即可掌握患者情况，无需进出手术

室,保证室内洁净环境;图 15-22(e)中手术完成后,配合护工系统进入场所清洁,并记录追溯;图 15-22(f)中清扫完成,进入洁净手术室环境自净,保障环境安全。

(9) 术中谈话场景

应用信息化技术改变传统手术谈话场景,在手术室可以随时发起家属谈话需求,相较手术过程中需要和家属交谈、看标本、签字确认是更好的方案,解决以往医生带着标本往返谈话间,容易造成环境污染,对于交谈的记录也可以多种形式进行记录追溯。在指挥中心的综合调度下,无缝闭合整个流程,大大提升效率,如图 15-23 所示。

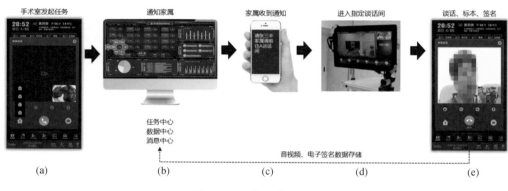

图 15-23　术中谈话场景

图 15-23(a)中在手术室发起谈话,请求信息发送指挥中心;图 15-23(b)中指挥中心收到谈话请求,利用医院短信平台或微信平台发送信息给患者家属,同步广播;图 15-23(c)中家属收到信息,根据指引进入请求谈话室,到达视频终端;图 15-23(d)中医生家属可视谈话,可切换画面给家属查看,并可以画面标注,谈话完成进行电子签名和全程录像追溯。

(10) 护工管理闭环支撑

应对传统护工管理需要电话通知、签字等烦琐流程,利用信息流转完善护工闭环,如图 15-24 所示。

图 15-24(a)中患者缝皮完成,护士在手术室发起清扫请求后即可离开,信息发送至平台请求中心;图 15-24(b)中指挥中心收到请求,发布清扫任务到护工系统;图 15-24(c)中利用手机或物联网穿戴设备,护工收到任务后,系统进行清扫确认;图 15-24(d)中手术室进入清扫状态,显示护工资料,并记录到达手术室用时;图 15-24(e)中手术室门口状态联动进入清扫阶段,提醒医护不要进入手术室,防止污染;图 15-24(f)中护工到达手术室,刷卡确认开始清扫,系统计时;图 15-24(g)中清扫完成,护工刷卡离开,系统进入自净模式;图 15-24(h)中手术室门口状态联动进入自净阶段;图 15-24(i)中自净完成,进入下一台手术的准备。

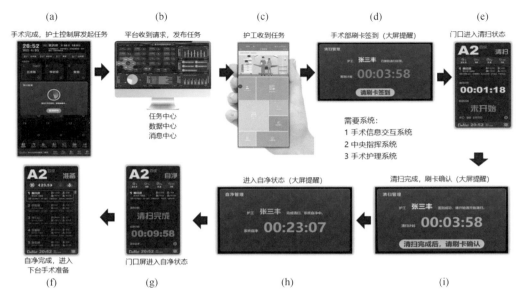

图 15-24　护工管理闭环支撑

（11）手术环境监测追溯功能

环境监测是为了了解手术过程的环境指标变化通过记录每台手术的环境数据，从手术计时开始到结束，详细记录整个手术过程的详细环境数据。可以了解人员进出、人员移动等行为对环境指标的影响，并做出合理的改善方案，也为科研、质控提供环境数据支撑，如图 15-25 所示。

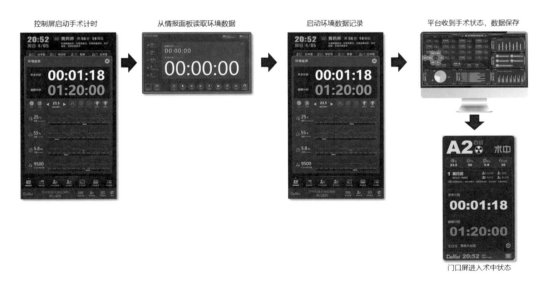

图 15-25　手术环境监测追溯联动

### 5）智慧手术麻醉管理系统

手术麻醉信息管理系统以闭环管理为核心，围术期流程为主线，串联各业务间（如毒麻药品管理、消毒包耗材管理、器械管理、输血管理及病理标本管理等）数据，实现各种信息的结构化记录、调用和共享，在每个医疗环节实现数据可追溯；实现手术患者信息的全程追溯，实现围术期每个医疗节点对手术患者所有信息的一致性，实现系统闭环管理的数据支持对麻醉关键指标进行统计分析，从而有效指导手术麻醉的开展，通过获取医疗信息数据来实现真正意义上的安全闭环，打造一体化闭环工作平台，如图 15-26 所示。

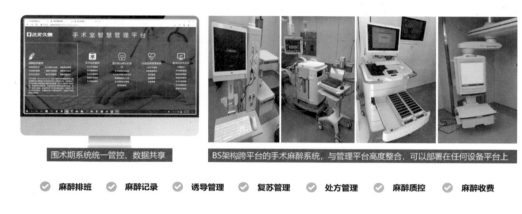

图 15-26　手术麻醉管理系统部署方案

手术麻醉信息管理系统需在遵循医学专业依据、信息技术标准、医疗管理标准的基础上，加入医学信息学标准，以此提供更加规范的标准依据；实现 PDCA 循环（计划—执行—检查—行动）贯穿流；充分利 PDCA 闭环循环管理达到改进医疗质量的目标。数据的质量直接决定了临床决策分析的质量，临床工作中产生的数据不应直接应用到数据分析中，而需要对数据进行清洗、分类、梳理，对"垃圾数据"进行处理，保证可利用数据的质量。

手术麻醉信息管理系统主要从安全、医疗业务、质控统计几个方面进行设计。系统应支持 Steward，Aldrete，NRS 等评分方法，应自动获取患者信息，支持常用语模板维护和选择。支持移动端访视患者，可通过语音录入功能记录患者访视内容。系统宜支持患者、医生电子签名。

手术麻醉系统分术前、术中、术后三大模块，围绕术前麻醉患者三方核查、术中麻醉记录、麻醉后复苏记录及术后麻醉质控，做好患者安全、医疗质控管理。

（1）术前麻醉患者三方核查

通过信息化、智能化的方式进行患者身份核对，在对应事件节点提示进行三方核查，未进行核对时无法在手术麻醉系统中进行下一步操作。三方核查系统应明确记录核查人员、核查时间、核查内容等。

（2）术中麻醉记录

应完整全面记录患者麻醉过程，形成电子麻醉记录单。支持常用药品名称和剂量以及用药方法、输液及输血用量，可个体化建立相应麻醉方法模板、麻醉前用药模板、术中事件模板和常用语模板等快速录入方式；系统使用药品、医嘱等字典宜与HIS保持一致，可计费并回传HIS。系统应可接入多数主流厂商不同型号的监护设备，能从麻醉相关设备中自动获取、存储多种实时生命体征参数，并以进行图形或数值展现。支持更改监测间隔，以便清晰展现麻醉中的细节。

在权限允许的情况下，支持麻醉医生审计和修正受干扰数据，系统自动记录数据修改日志。具有扩展功能，能够采集和记录一些新型麻醉相关监护设备的数据，如麻醉深度、脑氧饱和度、血流动力学监测等，支持体征的特殊危急值自动判断提醒功能。

（3）麻醉后复苏记录

系统支持手术室与复苏室功能的快速切换，建议采用集中的监管模式和数据记录。支持拖曳方式实现多床位之间的快速切换管理，多名患者的生命体征进行同步实时监测。

系统提供独立或延续复苏文书格式，记录麻醉术后复苏期间全部麻醉用药及麻醉时间、苏醒时间、出入复苏室时间等相关信息。对术后复苏过程实现全程跟踪，自动生成复苏记录单，复苏记录单支持独立打印或接续麻醉记录打印两种模式。

（4）麻醉质控系统

如图15-27所示，通过对围术期内业务数据按照手术麻醉质量控制指标要求进行抽取、清洗和整合，按照上报要求提供结构式统计分析功能，如定制化表格、数据报表统计和相应的数据接口等，并支持对报表中的统计结果以多种图形化方式进行可视化展现，并按照时间周期（月/季/年）统计，统计指标包括：麻醉科医患比、各ASA分级麻醉患者比例、急诊非择期麻醉比例、各类麻醉方式比例、麻醉开始后手术取消率、麻醉后PACU转出延迟率、PACU入室低体温率、非计划转入ICU率、非计划二次气管插管率、麻醉开始后24小时内死亡率、麻醉开始后24小时内心脏骤停率、术中自体血输注率、麻醉期间严重过敏反应发生率、椎管内麻醉后严重神经并发症发生率、中心静脉穿刺严重并发症发生率、全麻气管插管拔管后声音嘶哑发生率及麻醉后新发昏迷发生率。

### 6）智慧手术护理运营系统

手术的成功需要各种外围工作的支撑保障，护理、用血、病理、护工、物资及设备等大量工作，极其烦琐，一旦出错会造成重大影响，传统方式给医护人员造成很大负

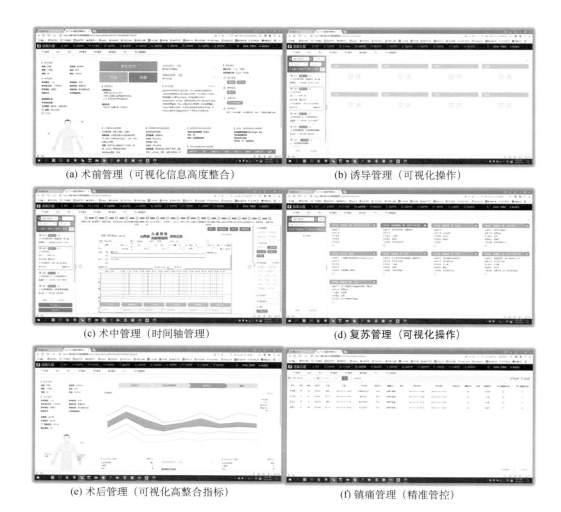

<table>
<tr><td>(a) 术前管理（可视化信息高度整合）</td><td>(b) 诱导管理（可视化操作）</td></tr>
<tr><td>(c) 术中管理（时间轴管理）</td><td>(d) 复苏管理（可视化操作）</td></tr>
<tr><td>(e) 术后管理（可视化高整合指标）</td><td>(f) 镇痛管理（精准管控）</td></tr>
</table>

图 15-27　手术麻醉管理系统业务分布

担,同时对运营效率产生负面影响。应用信息技术解决方案,可以有效提高效率,降低错误率,降低对人员的要求(图 15-28)。

　　手术护理应用场景很分散,涵盖围术期的全过程,各类工作烦琐,工作量极大,一旦出错对手术质控和运营效率的影响极大,因此一站式移动护理工具是极其有效的解决方案,系统采用固定结合移动平台解决分散工作场景,包含护理工作的所有内容(图 15-29)。

　　（1）智能排班排台(解决手术的高效安排)

　　改变传统手工排班和机械化排班方式,通过系统智能化排班规则,多维度抽取影响手术排台的因素,如手术与医护人员技能、手术室级别、手术室设备可用性、科室首台数量限制、工作时长限制、优先级限制、手术调整规则限制、手术间使用规则限制及

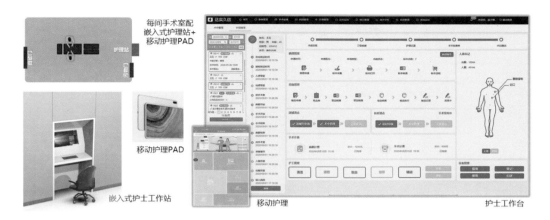

图 15-28 手术护理系统部署

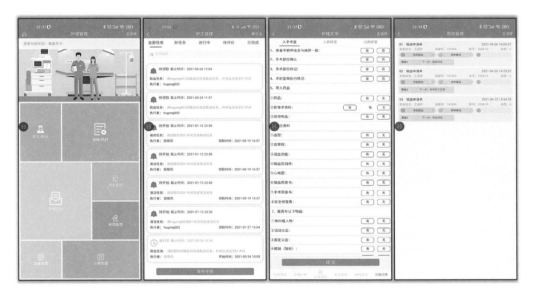

图 15-29 移动护理功能

急诊手术限制等因素,通过对手术工时历史数据的分析,合理地安排手术间。再根据具体情况进行微调,使排班值班、考勤管理、手术排班有机结合,逻辑性和连贯性更加严密闭环,很大程度上减轻排班的工作量和重复操作。支持对加班、倒休、调休等工作量时长的统计和换算,使手术室、麻醉科绩效管理更加精确。

智慧排班排台作为手术部各工作衔接的中心,需要提供统一的信息共享机制,从而被各系统调用,排班、急诊数据需与医院 HIS 系统实现数据的互联互通。

智慧排班排台系统需提供智能设备完成图形化排班的需求,提供智能化设备完成手术排班的日常查询和信息发布工作(图 15-30)。

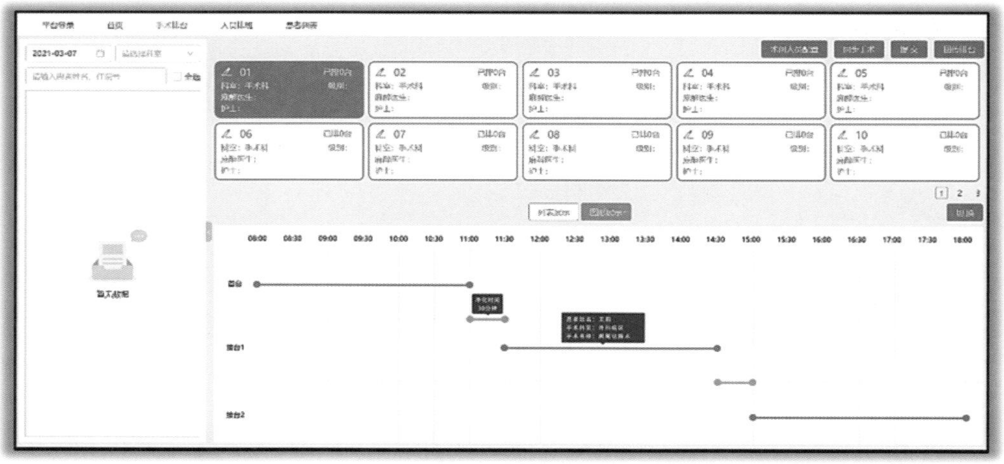

**图 15-30　智慧手术排台**

(2) 转运核对(解决从病区到手术室患者的所有检查核对工作)

转运过程中,需在病区、准备间、手术间三个交接地方做好安全核查,避免医疗事故的发生。系统支持卫计委关于手术安全核查制度的要求,能够在麻醉实施前、手术开始前对患者手术相关信息在手术间通过手术医生、护士、麻醉医生进行三方核查确认,保证患者手术安全。

通过扫描患者腕带这样方便的操作方式,获取并核查患者基本信息、检验检查数据危机值、生命体征数据、手术部位和术前文书。所有这些患者手术信息在系统确认无误后,才能给患者进行手术。

患者信息数据来源:HIS 系统获取患者信息、术前生命体征,LIS 系统获取术前四项、凝血四项、生化七项、血常规及尿常规,PACS 系统获取 X 线,心电图系统获取心电图以及检查结果报告。

(3) 器械耗材(解决手术需要的各种器械耗材的准备、清点)

按照国家卫健委及各地卫生主管部门针对医疗机构的医用耗材的使用管理规定提出的采购、使用、回收及销毁的管理要求,结合临床科室精益化管理需要,强化医用耗材特别是高值耗材的信息化智能化可追溯管理。

通过医疗物联网+智能硬件终端的实现形式,将智能 RFID 高值耗材柜、智能耗材管理工作站以及智能耗材确认 PAD 等作为智能终端设备,延伸至医院的耗材一级库房以及临床使用科室二级库,在院内实现耗材使用科室与其他相关科室的"物流""信息流""资金流"的统一对接;在院外搭建与供应商相连的物流平台,实现耗材从"供应"物流向医院内部"使用"物流的延伸,最终从申领、采购、配送、使用、退损及追溯等过程全部实现闭环管理(图 15-31)。

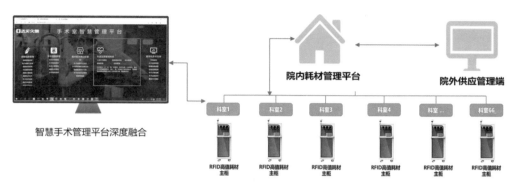

图 15-31　智能耗材管理拓扑图

(4) 设备管控(解决手术需要的各种医疗设备的准备、管控)

手术部医疗设备数量多、价值高、分布散乱,人工盘点费时费力,易出错;设备在各手术间流转并共用,设备位置、使用状态难以确认,无法很好地调度设备;在突发状况时,不能及时了解指定设备的位置、使用状态等信息。另外,设备生命周期内的运转效率和能耗情况数据缺失,无法支撑设备的购买决策;设备维修保养缺乏电子化记录,维修人员不能及时找到有问题的设备。这些都给手术室管理工作带来了很多工作量,以及在所难免的工作失误。

采用物联网、无线定位、人工智能、5G 和大数据分析等技术结合分层分类的管理理念,采取"事前计划、事中监控、事后分析"管理方法,实现固定资产业务标准化、任务流程化、数据信息化的医疗设备管理。同时,在手术部实现实时、在线、智能的设备运维与监控运行模式。基于地图方式显示设备所在的实时位置,能定位到楼层、科室,并显示设备的详细资料,实时监控设备报警信息。

系统可与院内摄像头联动,查看摄像头所在区域内设备现场实时情况。当设备离开报警区域或定位标签被非法拆卸时,可发出告警信息。可查看该设备的历史移动轨迹,有异常情况时,可根据数据追溯事件经过。

设备登记入库时可以记录设备的详细信息。可以进行批量入库操作,避免了手工入库登记的烦琐,提升工作效率。可以一目了然地查看设备清单,弥补了纸质清单数据易丢失、查找不便捷的缺陷。根据设备登记入库的信息清单,在设定盘点参数后,可以进行一键盘点,避免了手工盘点的复杂烦琐,提升工作效率。设备损坏或发生故障时,可在系统中一键报修。根据报修信息,可安排维修人员于第一时间进行处理。

(5) 护理文书(解决围术期的各种护理文书的高效编制)

提供常用手术护理医疗文书的信息集成与模板功能。

（6）用血、病理管理（解决手术输血、标本病理的精准管控）

系统通过与医院 HIS 系统及血库系统对接，可记录下手术室用血的整个过程信息，形成术中用血流程的闭环管理。可追溯查询整个用血情况，规范术中用血流程，明确责任，做到责任到人，提高管理质量和管理效率，减少术中用血相关差错的发生（图 15-32）。

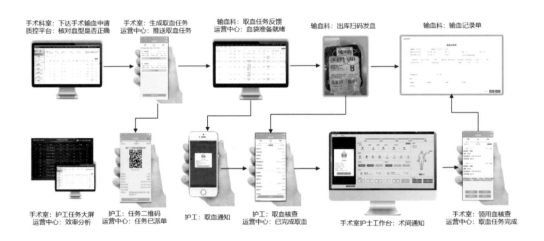

图 15-32 输血管理精准管控

提供病理标本的申请、标签、封装、交接和追溯等一系列标本管理功能。与供应室消毒管理系统进行对接，提供器械包的智能管理和院感对接。

（7）护工管理（管控护工工作）

护工主要承担手术部的患者接送、清洁打扫、医疗废弃物处理等工作。作为智慧手术部整体环节中不可忽视的一环，特别在手术室净化质量、患者接送及时准确、其他辅助与患者有关的领用等工作，护工的作业水平直接影响着手术部安全管理、智能化的成熟度，由于护工具有不稳定性、分散性，且越来越多的医院采用护工外包模式，所以急需一套智能化系统对护工的工作质量进行有效的监控和管理。

系统宜采用智能工牌实现护工的身份、位置定位，智能工牌具备与门禁、数字化门口屏系统对接，实现一卡通功能。

系统支持工单派发模式，派发的工单能下发到各工牌上，护工可在工牌上进行抢单，系统自动记录优先级。抢单后在一定时间内未到指定工单所在地进行任务确认的，则认为抢单无效，重新释放订单。

系统能在各手术室发出清洁卫生工单，并显示抢单护工信息，能在各手术室发出接送患者工单，系统根据排班台次或指定的信息进行患者接送，应在病区、手术室出入口进行患者信息的安全核查。

系统具备从时间、任务次数、手术类型等多维度分析护工工作量,考核护工作业数量和质量。

（8）计费管理

手术计费是非常重要且集成难度较大的一项工作,包括耗材、药品、植入物和手术事件等收费,对整个手术过程的人、财、物的用量精准计算,提交 HIS 精准收费。随着新技术的应用,这一部分的收费可以逐步分散到子智能运维系统中,如毒麻药管理系统、高值耗材管理系统。

### 7）人员行为管理系统

手术部进出人员类别多、科室多、数量多,难以对各类人员进行标准统一又有不同侧重的培训。违反手术间管理规范、着装规范等现象普遍存在,原先的管理模式存在以下问题:

（1）人工发放,管理混乱,领用不做记录,存在衣鞋丢失。

（2）传统钥匙不易管理,无法及时了解剩余柜数量,存在长期占用柜的人员。

（3）更衣环境差,脏衣服存在乱丢现象,整体环境有待提高。

（4）访客、参观、临时学习管理困难。

通过智能化管理手段,实现无感化操作记录追溯,改善手术室工作环境,保证手术室安全,对手术室人员的出入、衣物归还行为进行规范,控制手术部感染风险、提高手术部的运行效率、降低手术部运营成本。通过智能收衣机、发衣机、内置 RFID 芯片对手术衣物实行"精细化管理",系统可将衣物按照多种方式分类,系统将自动识别医务人员所需的术衣类型,支持多工种（如医生、护士、护工、麻醉）,支持各种衣鞋尺寸,从而能实现手术室衣物管理的需求,如图 15-33 所示。

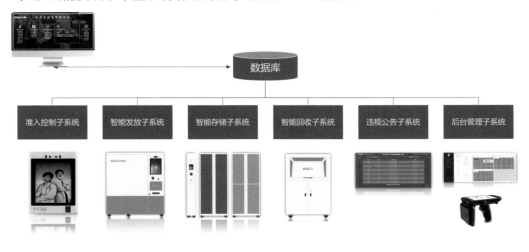

**图 15-33 行为管理部署系统图**

系统可与护工管理进行集成,完成护工人员的管理。可与外协洗涤公司进行批量衣物交接清点,防止衣物在外循环过程中的丢失和数量错误,减轻护工工作量。

系统具备访客微信预约,审核通过领取准入码,访问当天通过扫码实现自助发卡功能,完成手术室衣鞋发放管理及手术室内访问权限控制。

系统可与手术排班系统进行对接,对进入手术室限制区人员的准入、权限、行走路径、手术衣鞋发放及物品取用等进行管控。可运用生物识别、物联网等技术判断核实人员身份,支撑各类行为管理需求。具备人员考勤功能,辅助手术开台、衔接准点率等数据的统计及分析。

### 8) 毒麻药管理系统

随着医院信息化的普及,药品信息化管理被越来越多的医院所重视,尤其是对国家严格管控的毒麻药品,以往粗放的管理方式已无法满足新时期下医院精细化管理和临床需求。在医院的发展过程中,对医院毒麻药品的信息化、智能化管理提出了更高的要求。毒麻药系统的使用,能规范麻醉科对麻精药品的操作流程,取药、退药及各项账目核对工作的梳理,优化工作流程再造,用全流程信息化管理手段取代现有的人工管理现状,提高医护人员工作效率、降低管控药品差错率和药品过期损耗。

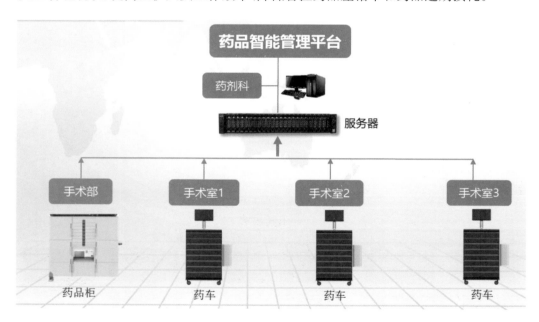

图 15-34 毒麻药部署系统图

如图 15-34 所示,搭建全院麻精药品智能管理平台,建立全院麻精药品信息化管理数据中心,填补麻精药品信息化监管空白。通过建立手术室三级智能库,实现药房到手术部二级库再到手术室三级库(智能药品推车)的统一管理,系统实时管控每间手术室麻精药品的使用量、库存量、空瓶回收及账册等信息,及时通知药房护士补药。

如图 15-35 所示,采用毒麻药品智能硬件终端,实现对麻醉、贵重、精神类等重要药品的精细管理,精准到单支药品进出及可追溯性,通过生物识别技术保证麻精药品的合法、安全、合理使用,防止流入非法渠道。通过人机交互管理,缓解医疗机构人员紧缺的人力现状,夜间手术取药更便捷可靠,自动出具麻精电子处方,促进医院精细化管理和效益提升。

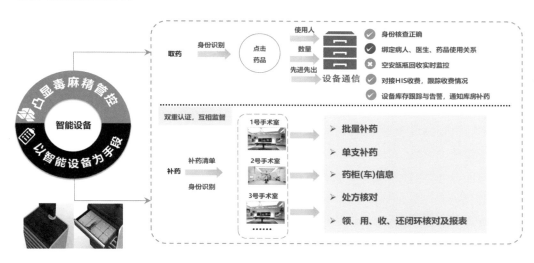

**图 15-35 毒麻药品管控流程**

智能设备应建立领取、使用、空瓶归还及药品收费的内部循证机制,具备空瓶回收机制,自动出具过程补药清单,可进行效期管理,对于异常事件能与管理平台联动,自动告警,做到真正意义上的闭环管理。

## 15.4 应用新技术的智慧手术部的价值

### 1) 手术部精准运营

随着智能化、物联化、信息化技术的发展,传统手术部运营模式的弊端越来越明明显,作为医院的一级管理者,对于手术部的硬件资产状况、人员状况、能耗、收入和支出等信息无法实时获取详尽报表;对于一线的管理者,没有有效的系统或者手段支撑其完成手术部运营的体系建设,支撑其快速地实现智能运营、数字运营。

手术室人员行为智能化管理在控制手术部感染风险、提高手术部的运行效率、降低手术部运营成本提供了很好的智能化保障。

高值耗材管理——无人值守仓库,覆盖耗材流通环节的所有流程,实现了耗材供应商端的链路打通,完成医院耗材一级仓库的临检、仓储、转运管理,并实现手术部耗材二级仓库的仓储、备货跟踪以及各个手术室的耗材使用、核销,通过给高值耗材绑定唯一化的 RFID 标签,授权员工领用或归还耗材之后,关闭仓库门,立即触发仓库内智能系统快速自动计算,实现自动化、无人化仓储管理,并将相关信息发送至上下游的信息系统。

### 2）手术部精益管理

设施环境管理系统的部署和实施,通过人员感应和时段等因素智能调节手术室温、湿度、洁净度,从而使手术室更舒适、能耗降低,为医院节省巨大的电费支出。

三级核查制度及系统的使用,把安全管理的范围从手术室延伸到病区,通过护工的闭环管理,从接患者的源头就做好控制,通过患者唯一码进行围术期整体信息流转和安全审核,从而确保手术患者的安全核查,杜绝医疗事故。

围术期管理平台整合了手术室的医疗、人员、设备数据,让数据与病患建立关系,从而赋予了更多的意义,通过数据仓库的建立,让每一台手术的进程都能一目了然。

智能行为管理系统提高了更衣管理效率,与手工发放过程相比,平均耗时从 1.5 分钟降至 0.5 分钟,效率提高 67%;与手工管理相比,衣物交接、核班和检查衣柜的时间,由 1 小时降至 10 分钟,效率提高 83%;降低了术衣成本,术衣非正常损耗从 35% 降低到 10%,手术衣服的库存准备从人员数量的 3 倍降低到 2 倍。以每日进出手术室总人数 300 人/日,可降低术衣准备数量至 800 套,每年节省约 5 万元的衣服采购成本。

围术期管理平台通过建立手术部的集成平台,打通 HIS、检查、检验、电子病历、输血、病理、供应室消毒管理及院感等系统数据通道,实现单点登录,统一大屏信息发布,以患者时间轴为主线,实现患者医疗数据、安全核查、医护行为采集的大数据平台,从而精准地实现开台准点率、医生护士工作量统计、药品、器械及手术收入比等信息,为精益管理提供良好的辅助决策支持。

### 3）科研学术发展

智慧手术系统的部署,实现了围术期的全程业务数据追踪,通过大量手术运营记录,将保存各种手术资料,未来根据各种数据智能分析,例如通过同类手术过程分析,可以精准了解手术质控、感染控制、运营效率等数据对比,分析各种规律,对于业务总结、管理优化提供大量数据支撑。随着 5G 通信、VR、AR 的技术发展,远程探视、远程手术指导、远程手术都逐步成为可能,手术机器人的发展也为专科智慧化提供了无限可能,今天的异想天开,将是未来新的常态。

### 4）投资预算

智慧手术部的建设未来是软硬件结合的产物,是各种专业知识结合的产物,投资预算是跟随医院实际管理和业务发展同步,未来也会不断诞生新的业务支撑。

由于国内大规模手术部是发达国家没有的,对于精准手术管理并无太多借鉴经验,随着国内手术管理的不断探索,采用智慧管理的理念已经逐渐被医院重视,作为新兴系统应用,目前还缺乏整体部署的投资经验,只能从零星系统部署经验分析,建议投资预算如下：

智慧手术室物联及运维,预计 20 万～30 万元/间（配置不同,相应变化）；

智慧手术中央智慧系统,预计在 500 万～800 万元（根据手术部规模和数据量）；

智慧手术信息交互系统,预计在 120 万～180 万元/间（全功能配置,根据配置不同变化）；

智慧手术麻醉信息系统,预计在 8 万～15 万元/间；

智慧手术护理运营系统,预计在 15 万～30 万元/间（配置不同,相应变化）；

人员行为管理系统,预计在 50 万～500 万元（根据手术人员数量确定）；

毒麻药管理系统,预计在 15 万～30 万元/间。

# 第 **16** 章

## 智 慧 物 流

**16.1** 现状、问题和需求

### 1）现状

物流传输系统是指借助信息技术、光电技术、机械传动装置等一系列技术和设施,在设定的区域内运输物品的传输系统。在 20 世纪 50 年代第二次世界大战结束后,全世界范围内工业开始快速发展,进入工业化大生产时期,提高劳动生产率成为这一时期的首要目的,物流传输系统应运而生,并且在电子、汽车等大规模工业化生产的领域中快速发展。

随着生产技术的进步和信息技术的发展,物流传输系统的种类越来越丰富,自动化程度不断提升,如今物流传输系统被广泛运用于机场、商场、银行和图书馆等诸多领域,发挥着不可替代的作用。

医院物流是一个十分复杂的系统,涉及医院所有业务部门的日常作业和管理活动。如医院文书档案传输(包括病历、医生处方、检验报告单、医疗收费单据和账目等)、医用物资传送(药品、药械器材、无菌医用材料和手术器械等)、医用标本送达(化验标本、病理标本等)以及医院后勤部门的采购、装卸搬运、储存保管及供应等保障活动,都可以纳入医院物流范畴。

医院引入物流传输系统的历史也可以追溯至 20 世纪。欧美发达国家十分重视医院的物流管理,将大量不同的物流传输系统引入医院,期望通过智慧化的物流传输手段来帮助医院解放人力,提升物流效率和准确性。据统计,截至 20 世纪末欧洲就有超过 10 000 套医用物流传输系统在使用,日本有 3 000 家以上的医院装备有物流传输系统。2001 年,法国和美国的联合抽样调查显示,美国有 98.6％的医院设立了

"物流部"或"物流管理部",在法国这个比例也达到了31.4%；不同种类医院物流传输系统相互配合,可以解决医院绝大多数的物资传输问题。

然而直到20世纪末,我国才开始有医院从外国引进医院物流传输系统的相关设备。由于物流设备对于医院建筑空间的需求较大,且造价较高,医院物流传输系统普及率并不高,且不同地域间使用比例相差很大。近年来,越来越多的医院将物流传输系统纳入改扩建方案中,尽管如此,全国范围内医院物流传输系统的使用率仍不算高。据统计,截至2010年年底,国内有2 000余家医院采用了物流传输系统。

现阶段,绝大多数的医院仍然在使用传统的"专职递送队伍＋手推车＋多部电梯"运输方式,即依托人力劳工使用手推车运输物资。这种传统的运输模式存在很多明显的弊端,而这些弊端带来的不良影响在新冠肺炎病毒爆发期间更是扩大了数倍,如何能够有效实现医院物流的智慧化管理成为亟待解决的重要问题。

### 2）问题

随着医院运行规模的扩大,医院对于院内物流管理的需求越发突出。传统的医院物流管理方法已经无法满足如今的新需求,在物流系统的规划、运作和装备等方面中都存在一定程度的不足。医院物流现存的问题主要包括如下四个方面。

（1）医院物资仓储成本高,仓储设施老旧

医院物资构成十分复杂,日消耗量巨大。如表16-1所示,将物资大致分为行政处物资、设备处耗材和药剂科物资三大类。某院从2011年至2013年物资消耗量大幅上升,年平均增幅高达17.14%。其中,随着门急诊量和住院人数的激增,药剂科物资消耗量增幅最大。

表 16-1　某院 2011—2013 年物资消耗量　　　　　　　　　　　（万元）

|  | 2011 年 | 2012 年 | 2013 年 | 年平均增长率 |
|---|---|---|---|---|
| 行政处物资消耗量 | 6 598 | 7 896 | 10 989 | 29.42% |
| 设备处物资消耗量 | 39 620 | 47 624 | 57 105 | 20.06% |
| 药剂科物资消耗量 | 70 012 | 79 654 | 91 374 | 14.24% |
| 合　计 | 116 230 | 135 174 | 159 468 | 17.14% |

与此同时,大部分医院仍然在使用老式仓库存储医疗物资,仓库内固定货架空间利用率很低,也不利于物资的运输。很多医院已经开始使用一些医院信息管理平台,但每个系统只能提供小范围的信息,且大多数集中在财务结算中心,对仓库内物资的入库、清点、出库和效期管理缺乏系统有效的信息化手段,操作流程烦琐。如表16-2所示,某院2011年至2013年平均每月库存量高达2 629.7万元,而这个数字还

呈现增长趋势,体现出资金使用效率低,物资管理水平较差。

表 16-2　某院 2011—2013 年月均库存量表　　　　　　　　　　（万元）

| | 2011 年 | 2012 年 | 2013 年 |
|---|---|---|---|
| 行政处物资月均库存量 | 228 | 243 | 260 |
| 设备处物资月均库存量 | 596 | 638 | 600 |
| 药剂科物资月均库存量 | 1 539 | 1 785 | 2 000 |
| 合　计 | 2 363 | 2 666 | 2 860 |

（2）医院物流传输依托人力队伍,作业混乱

医院日均人流量很大,且由于其特殊性质,内部交通组织与其他公共建筑有显著差异,建筑内的水平与垂直交通组织复杂。例如,在人流上,有健康人群(医护人员和其他人员)、患者、残重患者;在物流上则有洁物、污物之分。若医院内部道路组织不当、空间序列不流畅,将造成拥挤,增大相互交叉感染的风险,甚至可能延误抢救患者。

大多数医院没有机械化的输送装置,物流运输方式仍然以手推车与人力为主,物流与人流通道无法完全分开。在人工运输物资过程中,大部分医院将患者与物资混杂在一起输送,易造成疾病传播,不利于院感控制。人力运输同时意味着持续性的成本上升,医院需要雇佣庞大的运输队伍,耗费大量精力进行人员管理,且人力运输时间不固定,运输效率也很低。

（3）医院生活垃圾与医疗垃圾混杂

废弃物处理是医院物流活动的一个重要环节,主要是对医院的固体废弃物、液态废弃物、气体废弃物和生活废弃物等进行分类、掩埋、焚烧及再处理后运送至指定地的过程。部分医院的废弃物处理操作仍不规范,医院生活垃圾和医疗垃圾往往混杂在一起处理,垃圾管理和监督不规范,垃圾分类不严格,对生活垃圾的处理在大多数医院目前尚无明确规定和处理办法,存在生活垃圾污染环境的隐患。

（4）国内没有对医院智慧物流的系统研究

医院智慧物流在我国正处于起步发展阶段,医院建设者对于医院物流的重视程度不够高,对物流传输系统的研究也不充分。结合国内医院管理实际,构建医院物流系统框架、提出一般性理论框架和方法、探讨物流应用的具体问题、提出具有可操作性的解决方法模型的研究文献几乎没有,这也进一步影响到了医院对于智慧物流传输系统的规划和选择。

有些医院虽安装了部分物流传输系统,但其应用范围和带来的改善只局限于部分环节,尚未形成整体的医院物流系统框架,物流彼此间缺乏有机联系。医院物流管理应该从"物流"的本质着手,从医院经营的角度,推动物流、信息流和资金流三流合

一,运用系统规划的思想和方法,构建医院物流系统,提高物流效率,降低物流成本,为医疗服务工作提供高效准确的支持。

### 3) 需求

医院对于智慧物流的需求由多方面因素共同决定。

首先,中国人口基数庞大,老年人群体比例不断升高,对于医疗资源的需求量在不断增大。同时,随着社会的发展,人们对于健康的理念不断发展,对于医院的诉求不仅停留在治病救人、求医问道,更重要的在于健康的保证、生命的呵护,这也意味着人们对医院物流及后勤服务有着新的要求,希望应答速度更快、就医流程更合理化、物资管理更科学化。

其次,对医院本身来说,面对日益增长的就医需求,医院物流环境不够完善,物资管理条块割裂,库存管理账实不符,医院物流管理成本高、利润低,物流效率低下,错误率高,这些都是亟待解决的重要问题。而智慧物流系统的应用可以有效控制医院的管理成本,提高医院的运行效率。

最后,随着全球信息化浪潮不断高涨,世界经济结构也在发生着新的变化,由原有的物质型向信息型转变,带动信息化社会快速发展和变革。这一发展在为信息技术革命带来新的生机的同时,也为医院物流智能化建设注入了新的活力。大数据、5G、物联网和人工智能等多种新兴技术的结合,使得医院智慧物流传输新系统高速发展,技术手段日新月异。

然而,有关新技术应用现状的问卷调查结果显示,一方面,新兴技术的总体应用情况不高,医院方只有大数据和人工智能的应用超过50%,其他都不足50%,而非医院方认为没有任何一项新兴技术的应用率超过50%;另一方面,在是否引进新兴技术方面,总体上88%的医院都有引入新兴技术的规划,其中62%的医院仅有初步规划,尚未实施。就现代物流技术的应用而言,90%以上的医院方表示会考虑在新老医院的建设中引入物流技术。这意味着要想真正实现医院智慧物流,还有很长的路要走。

## 16.2 系统设计及应用

### 1) 气动物流传输系统

#### (1) 系统概述

当前国内外医院在新建或改扩建的阶段,普遍采用气动物流传输系统作为医院工程装备解决方案的重要组成部分。

气动物流传输系统的动力来自压缩空气,整个系统在机电技术、计算机控制技术的支持下,实施网络管理和全程监控,通过气流推动,利用预先铺设好的传输管道将各科病区护士站、手术部、配药中心、检验科及消毒供应站等数十个乃至数百个工作点连为一体,将药品、病历、血浆、标本、化验单、文件、票据及手术用品等各种可装入传输瓶(图16-1)的物品,通过站点(图16-2、图16-3)进行点对点多向智能高速传输。

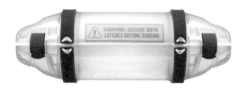

图16-1 并联钢管气动物流传输瓶

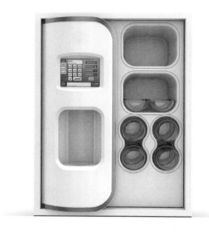 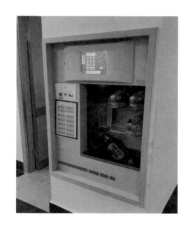

图16-2 并联钢管气动物流
传输站点

图16-3 并联钢管气动物流传输站点
——钢制面板

气动物流传输系统通常用于传输重量轻、体积小的物品,如化验标本、药品、血液、输液瓶、病例和文案等物品,该系统主要为医院解决高频次的物流传输问题,其优点在于造价低、速度快、噪声小、运输距离长、方便清洁、使用频率高、占用空间小和普及率高等。系统可根据院内环境的需要进行不断扩展延续,具体价格因配置、管路、转换等设备与材料及总(代建)配合费等情况而异。系统建成后的维护成本较低,高端品牌前期一次性投入后,售后费用低廉,大型检验设备可资源共享,减少重复投资。据系统使用良好的用户评估测算,5年左右即可收回投资成本。

在医用气动物流传输系统的实际应用场景中,医护人员只需把要传送的物品放到传输瓶中,输入送达点的地址编码即可完成传输。以手术中的应用为例,术中切除的组织样本借助气动物流传输系统,可准确、快速地运送到相关的实验室去分析,分析结果再通过该系统传回手术室,使手术安全、快速进行,可显著提高工作效率,为病患和医护人员争取时间。同时可降低人为传输差错,减少院内交叉污染,缓解垂直交通压力。

据有关文献报道,医用气动物流传输系统对血液标本的血液常规、凝血功能和生化等项目检测基本没有影响。在其使用过程中还需要关注如下问题:系统的安全性问题,包括药房某些特殊药品的传输方式适用性问题、患者的部分隐私问题等;故障率问题,这要求厂商不断优化技术和提高维护保障水平来降低设备的故障率;施工的技术性问题,为此应尽量设计一些短而直的线路;另外还有管道内的自身消毒问题等。

（2）系统应用建议及效果

医院可以根据自身需求,如自身传送量和床位数,设定各科室的气动站点数量。表16-3列出了医院各科室所需传输物品及其对应的传输瓶和站点数量要求。

**表16-3　不同科室气动物流站点安装建议**

| 科室 | 传输物品 | 备注 |
|---|---|---|
| 检验科 | 血液、体液、尿液、粪便等检验样本和检验报告 | 在检验科内至少设置2个物流工作站,且分属不同区域,可满足所有区域往检验科同时收发任务（注:1 000床以上的综合医院根据标本量和分属区域建议检验科设置2～6个物流工作站点,以缓解高峰期集中接收的问题） |
| 急诊科 | 药品、血液制品、小型手术包等,其中优先接收药品、麻醉剂和血液制品 | 可在急诊护士站、抢救室、急诊药房、急诊检验,各设置一个物流工作站,具体参考医院内实际急诊科情况而定,配备2～4个传输瓶,目的是要解决急诊科24小时的紧急传输需求 |
| 血库 | 血液制品 | 为确保洁污分流,应设置2个物流工作站,配备2个不同颜色的传输瓶,以解决其洁污分流的传输任务 |
| 药房 | 盒装、瓶装、口服药、针剂等药品 | 满足医院内大批量的口服药（配合包药机使用）、夜间和紧急的住院药品传输任务,需设置至少2个以上物流工作站,并根据医院病区数量配备传输瓶供发送之用 |
| 静配中心 | 袋装、瓶装的静脉输液 | 满足医院紧急和夜间的静脉输液传输任务,需设置1～2个物流工作站,并配置多个传输瓶供发送之用 |
| 住院护理单元 | 检验样本,药品、静脉输液包、一次性无菌用品、单据等 | 住院护理单元均设置一个物流工作站即可完成传输任务,一般配置2～3个传输瓶以作传输物品分类使用 |

(续表)

| 科室 | 传输物品 | 备注 |
|---|---|---|
| 中心供应室 | 医用材料及敷料、一次性无菌用品、小型手术包、小型治疗器械包、单据等 | 满足医院紧急的小型物品传输任务,需设置1~2个物流工作站,一般配置2~3个传输瓶以解决其传输需求 |
| 病理科 | 病理检验标本,检验报告 | 满足手术室和病区的病理标本传输任务,需设置1~2个物流工作站,以解决其传输需求 |
| 手术/ICU/CCU | 病理标本、检验标本、药物、耗材、报告等 | 满足手术室与病理科、检验科、急诊科、护理单元的传输任务,需设置1~2个物流工作站,一般配置2~3个传输瓶以解决其传输需求 |
| 体检中心、采血室 | 检验标本等 | 针对此类科室内对应医院内物品的传输需求,设置1个物流工作站即可完成传输任务,一般配置2~3个传输瓶以作传输物品分类使用 |
| 放射科、内镜中心 | 药品、一次性物品,发送X线片、报告 | |
| VIP门诊 | 检验标本、药物、静脉输液包 | |

以江苏省某医院为例,医院建筑面积35万平方米,目前床位4 500张,平均日门诊量在10 000人左右,该院于2013年11月正式使用该系统,至2014年11月已连接了6栋建筑,覆盖了全院所有的科室,共有站点151个。

气动物流系统通过总长650多米的连廊将医院内所有的楼相连,其中包括新建大楼、门急诊楼、外科楼、主病房楼和干部保健楼,解决了所有检验标本、药品、血库血袋、病理标本及所有小件物品的传输。主要科室中三处检验部门共13个站点,三处药局共设9个站点,主要的科室使用量百分比如图16-4所示。

该院每栋楼内均设置了空压机机房,既可解决跨楼的传输任务,又能满足本楼内的物品传递,目前每日平均的传输量为2 081次,日最高传输量为2 680次。系统的平均等待时间均在50秒之内,可以在1分钟内完成急救药品、器材及血液制品的快速传递,要比人工快10倍以上。该系统疏通了急诊室的绿色通道,有助于提高急诊急救成功率。

以McGiU大学健康医疗中心附属医院

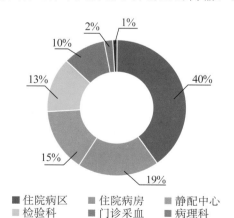

图16-4 江苏省某医院气动物流各科室传输比例

为例,医院使用气动传输系统后,经统计证明,该医院总体劳动生产率改善超过了
7 462 小时/年,意味着内部供应链效率提高了 37‰,护理人员的劳动时间节约了
9 295 小时。按平均每天减少 300 次电梯运送量计算,每年节省电费约 10 万元。

### 2）箱式物流传输系统

（1）系统概述

医用箱式物流传输系统利用大容量周转箱为载体,通过在院内铺设双层水平输
送线和多部垂直提升机,实现院内物资点对点传输。系统主要由信息系统、条码管理
系统、控制监控系统、出入口输送设备、垂直输送分拣机、水平输送分拣设备以及周转
箱等辅助设备组成。箱式物流系统的优势在于可以装载重量和体积较大的物品,一
般装载重量可达 30～50 千克;适用于运输医院的输液包、批量的检验标本、供应室的
物品等。如图 16-5 和图 16-6 所示,分别为箱式物流传输系统站点和水平输送线。

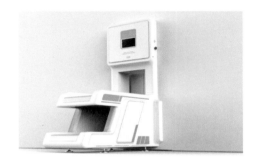

图 16-5　箱式物流传输系统站点

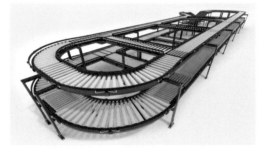

图 16-6　箱式物流传输系统水平输送线

在系统的使用过程中,各发送站点的工作人员只需要按照 HIS 系统(医院信息系
统)所分配的任务,完成拣选后,把对应物品放置于周转箱,扫描周转箱上的条码并将周
转箱放置于输送线体,即可完成发送。在指令下达后,WCS(仓储控制系统)物流系统根
据下达的物流信息,对需要参与运行的周转箱条码或 RFID 赋予目的地址。物流自动化
系统通过识读周转箱上的信息,自动将周转箱输送分拣至其对应的目的地,对应目的地
的工作人员即可接收所需物资。在工作人员取出物资后,可将空周转箱放入空箱输送
线,系统通过阅读空周转箱上的条码自动将空周转箱输送回对应物流发送站点。

（2）系统应用建议及效果

以临汾市某医院为例,该医院为异地新建的大型三甲综合医院,医院占地面积
371 亩(约 247 333 平方米),建筑面积 172 000 平方米,设计床位 1 500 张。

在箱式物流传输系统的建设中,将垂直升降机安装在竖井通道内,用于垂直上下
运送传输箱的设备,井道采用三面进入设计。考虑到医院二层水平传输线连接药房、

配液中心、检验科到各个病区的距离最短,且二层的层高为 4.6 米,有足够的空间安装水平传输线,因此将水平传输线设计在二层的吊顶里。传输箱是中型物流传输系统传送物品的智能承载工具,系统选用底部装有 IC 卡、配置 RFID 芯片的专用传输箱(规格为 600 毫米×460 毫米×300 毫米),它可以存储发送目的站、发送源地址、发送箱号和记录发送时间等信息。在工作站与竖井联通位置安装防火隔离门,工作站有发送或接收任务时,防火隔离门会自动开启,在有效地对空间进行密闭隔离的同时可以达到美观效果。另外,在水平传输线经过防火隔离区的时候,需要安装防火隔离门。而中央控制单元用来监控系统整体运行状况,集中管理传输系统的全部信息,主要包括动态监视、统计、查询、故障分析及远程诊断等功能。

如表 16-4 所示,通过使用中型厢式物流传输系统,物流传输系统的工作效率比人工效率提高了近 3 倍。

表 16-4 中型物流与人工运输时间对比

| 医院楼层 | 中型物流传输时间(秒) | 人工运输时间(秒) | 节约时间(秒) |
| --- | --- | --- | --- |
| 骨科一楼病区(5 楼) | 309 | 1 221 | 912 |
| 骨科二楼病区(6 楼) | 311 | 1 229 | 918 |
| 备注:电梯速度:1.5 米/秒<br>中型物流传输速度:垂直速度 3 米/秒,水平传输速度 1.0 米/秒。<br>每天传输物品数量:300 箱 | | | |

同样的物品,如果改为人工搬运,平均每趟需要 30 分钟,目前平均每天传输任务达 300 次,工时需要 150 小时。按照 8 小时工作制计算,需要 19 人,按每人每月 4 000 元工资计算,一年可节省人力成本 273.6 万元。

### 3) 轨道小车传输系统

#### (1) 系统概述

轨道物流传输系统由收发工作站、载物小车、轨道、转轨器、自动隔离门和控制设备等构成,承载量较大,可减轻货梯压力,一般装载重量达 10～30 千克。其特点是:承载量较大,多数产品可靠性良好。该系统采用固定轨道,主要有双轨或高架单轨两种,传输速度较气动物流系统慢。轨道小车的传输轨道设计灵活,可预先安装在吊顶下,能左右拐弯和上下爬坡,对建筑的影响很小,也可在建筑完成后加设。如图 16-7 和图 16-8 所示分别为轨道小车传输系统车体和站点操作台。

轨道物流系统的优势在于箱体封闭,箱内自带消毒功能,即使是运输感染样本也不必担心箱内的交叉污染;在感控有特殊要求的区域也可配备箱体外整体消毒。因此,轨道小车物流系统更符合医院的感控要求。

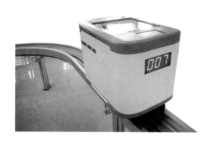

图 16-7 轨道小车传输系统车体

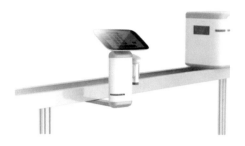

图 16-8 轨道小车传输系统站点操作台

在传输安全方面,轨道小车也具有很大的优势,小车嵌在轨道内,非工作人员无法挪动,并且小车具备密码开箱功能,可轻松应对贵重毒、麻药品的传输。而其他类型的物流系统的安全性都要低于轨道小车物流传输系统。

在能耗方面,轨道小车物流传输系统的 36 个站点、50 辆小车可同时运转,其功率仅相当于一台电梯,闲时系统整体待机功率小于 1 千瓦,节能省电效果显著。

然而,轨道物流系统在建筑设计时必须预留足够的通道间距与使用平台,投资成本高、建设速度慢。此外,系统不宜传递动脉血等时效性强的物品,系统布点较难满足各职能部门的需要,扩展工程量大,售后维护费用较高,安全系数要求严格。

为了最大限度地提高运营效益、减少故障,可以建立一个智能管理信息系统,通过采集系统主要设备(物流小车、换向器、防火门和站点),整合编写智能化的算法,使系统在发生故障报警时,可根据从中央通信主机内采集得到的故障数据,搜索数据库内对应的故障编码后自动弹出提示框,显示故障地点、故障类型和解决方法。

(2)系统应用建议及效果

以某大学肿瘤防治中心物业管理科为例,医院目前共拥有 25 个病区,1 000 多张床位。系统是 2002 年安装投入使用的,共拥有 40 个站点。

系统日传送量在 1 500 次左右,使用系统平均单次运输时间可节省 202 秒,累计护理人员劳动时间节省达 21 883 小时/年(工作日 260 天);一共 2 个病区,在不包含等待时间的情况下,便可以使医院平均每个病区节省一个搬运人员,按平均工资 4 000 元/月计算,每年节省人员成本可达 120 万元。

对于大量物品的多次运输:主要涉及静脉输液供应,这也是每天医院运输中花费时间最多的物品。假设每床患者上午平均需要 4 包大输液(每包 0.25 千克),一辆小车可以运输 10 千克(即 40 包 0.25 千克的大输液),计划 20 辆车专用于完成这项任务,每辆车可以运送 10 床患者。平均路径为轨道总长度的 1/10,速度平均 0.6 米/秒,以 80 米为例,单程为 80/0.6＝133.33 秒,加上调车和各种等待和装卸时间 60 秒,合计 200 秒,加上空车返回时间共计 400 秒。医院每天的静脉输液传送任务中,效率提升了 331.4%,节省时间达 1 040.5 小时/年。通过上面的对比可以看出,轨道式物流传输系统比以往的人力运输效率有 1～3 倍的提升,尤其对于大量物品多次运输的情况,同时也说明了在这类情况下,轨道式物流传输系统在速度上具有绝对的优势。

  医院可以根据自身需求,如自身传送量和床位数,设定各科室的轨道小车站点数量。如表 16-5 所示为各科室需要传输的物品及其对应的小车和站点的数量。

表 16-5　不同科室轨道小车站点安装建议

| 科室 | 物品 | 备注 |
|---|---|---|
| 检验科 | 血液、体液、尿液、粪便等检验样本和检验报告 | 一般设置为双轨工作站,通常设置 5+5 车位。工作站轨道占用地面的空间约为:长 6 000 毫米、宽 700 毫米。另操作侧需留有足够的空间便于工作人员发送接收物资 |
| 静配中心 | 袋装、瓶装的静脉输液 | |
| 药房 | 盒装、瓶装、口服药、针剂等药品 | |
| 中心供应室 | 医用材料及敷料、一次性无菌用品、小型手术包、小型治疗器械包等 | |
| 住院护理单元 | 检验样本、药品、静脉输液、一次性无菌用品等 | 一般设置为单轨工作站,通常设置 2 个车位。工作站轨道占用地面的空间为:长 2 900 毫米、宽 450 毫米。另操作侧需留有足够的空间便于工作人员发送接收物资 |
| 病理科 | 病理检验标本,检验报告 | |
| 急诊 | 药品、血液制品、小型手术包等,其中优先接收药品、麻醉剂和血液制品 | |
| 血库 | 血液制品 | |
| 手术/ICU/CCU | 药物、耗材等 | 一般设置为单轨工作站,通常设置 2 车位。工作站轨道占用地面的空间为:长 2 900 mm、宽 450 mm。另操作侧需留有足够的空间便于工作人员发送接收物资 |
| 功能科室等 | 病例、病案等 | |
| 放射科、内镜中心 | 药品、一次性物品,发送 X 线片、报告 | |
| 档案室 | 病历 | |

### 4) 自动导航机器人传输系统

#### (1) 系统概述

  AGV 是自动引导运输车(Automated Guided Vehicle)的英文缩写。AGV 与自动导向系统、自动装卸系统、通信系统、安全系统和管理系统等技术结合,构成自动导引车传输系统(Automated Guided Vehicle System,AGVS)。AGVS 又称无轨柔性传输系统、自动导车载物系统,是指在计算机和无线局域网络的控制下的无人驾驶自动导航运输车,经磁、激光等导向装置引导并沿程序设定路径运行,且停靠到指定地点,完成一系列物品移载、搬运等作业功能,从而实现医院物品的传输。AGV 自动导航机器人运输方案如图 16-9 所示。

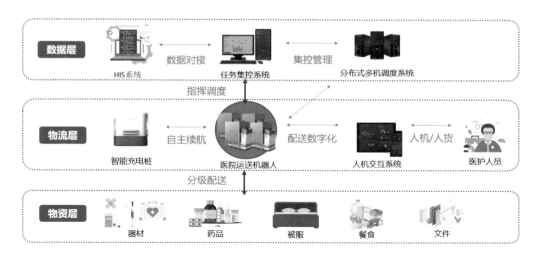

**图 16-9   AGV 自动导航机器人运送方案**

按日本 JISD6801 的定义：AGV 是以电池为动力源的一种自动操纵行驶的车辆。本质上，它为现代制造业物流提供了一种高度柔性化和自动化的运输方式。目前应用主要集中在生产企业和物流企业，包括许多国内企业。国外的医院相对使用较多，价格较为昂贵，主要用于取代劳动密集型的手推车，运送患者餐食、衣物、医院垃圾及批量的供应室消毒物品等，能实现楼宇间和楼层间的传送。

计算机硬件技术、并行与分布式处理技术、自动控制技术、传感器技术以及软件开发环境的不断发展，为 AGV 的研究与应用提供了必要的技术基础。人工智能技术如理解与搜索、任务与路径规划、模糊与神经网络控制技术的发展，使 AGV 向着智能化和自动化方向发展。AGV 的研究与开发集人工智能、信息处理、图像处理为一体，涉及计算机、自动控制、信息通信、机械设计和电子技术等多个科学，是物流自动化研究的热点之一。

AGV 的工位识别能力和定位精度高，具有与各种加工设备协调工作的能力。在通讯系统的支持和管理系统的调度下，可实现物流的柔性控制。

导引车的载物平台可以采用不同的安装结构和装卸方式，能满足不同产品运送的需要。因此，物流系统的适应能力强。医院的不锈钢推车可根据各种不同的传输用途进行设计制作，这些推车将由自动导车的载物平台驮着，沿着规定的过道运行，如图 16-10 所示。

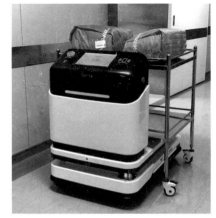

**图 16-10   AGV 自动导航机器人**

AGV 机器人可装备多种声光报警系统,能通过车载障碍探测系统在碰撞到障碍物之前自动停车;当其列队行驶或在某一区域交叉运行时,具有避免相互碰撞的自控能力,不存在人为差错。因此,AGVS 比其他物料搬运系统更安全。

与物料输送中常用的其他设备相比,AGV 的活动区域无须铺设轨道、支座架等固定装置,不受场地、道路和空间的限制。AGV 组成的物流系统不是永久性的,与传统物料输送系统在空间内固定设置且不易变更相比,该物流系统的设置柔性强。

AGV 导航式运载车,有无线导航系统、有轨导航系统、提示识别导航系统等,智能化程度高,运载重量可达 60～300 千克,能够有效节省人力和物力。但与其他物料输送方式相比,它的初期投资成本高,运行、维护费用高,安装环境要求配套,系统扩展工程相对复杂。

(2)系统应用建议及效果

以江苏省某医院为例,该医院目前拥有 AGV 自动导航车 6 部,充电桩 6 个,发车站 2 个,9～24F 东侧停车站各 2 个,西侧停车站各 1 个,西侧停车站暂未使用。送药时间为每天早晨 8:20 开始每层送药 2 次,下午 2:30 开始每层送药 1 次。单次任务用时约 15 分钟。主要用于配液中心运送配液至开通站点病区,目前使用 AGV 进行集中收药楼层及科室共计六个。

以沈阳某医院为例,该医院的 AGV 自导机器人如图 16-11 所示。借助 AGV,该院检验科工作人员无需反复多次往返取标本及血液,减少了工作量。每天每人节约了 20～40 分钟人工领取、退还的时间,缩短了 2～3 千米的路程,使检验科可以专注于标本及血液的检验工作,为手术室医生和护理患者节约了宝贵的时间。

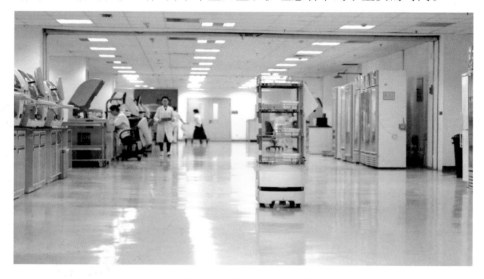

图 16-11　沈阳某医院检验科自动导航机器人

对国外十几家 AGV 公司 27 个系列产品所采用的主要导向技术的统计结果显示，电磁感应、惯性导航、光学检测、位置设定、激光检测、图像识别所占比例分别为 32.3％，27.8％，16.9％，13.8％，7.69％和 1.54％。其中，电磁感应导向技术的比例最高，这表明该项技术已经十分成熟。而机器视觉导向技术应用较少，说明该项技术还需要深入研究和不断完善。另外，自主导航技术仍然处在研究阶段，还有许多技术问题需要解决。

AGV 在停车时与预定位置的偏差程度根据定停精度来衡量，该指标由方向偏差和距离偏差两部分组成。在物料搬运过程中，AGV 应能在所要求的工位或货位上与自动装卸机构准确对接。定停精度是一项重要的技术指标，它受导向技术的直接影响并且和控制技术相关。用标线图像识别技术不仅能识别路径标线，而且还可以识别停车标识信息，一次柔性定停精度可以达到±5 毫米。电磁感应埋线式导向技术的一次柔性定停精度为±20 毫米，而采用其他导向技术时，一般需要辅以二次刚性定位措施才能达到定停精度的要求。

### 5）智能仓储物流传输系统

（1）系统概述

仓储物流传输系统的使用，可以有效解决对手术室二级库房中的各类材料进行精细化储存和管理的难点。根据不同的结构和需求，厂家可以为医院定制仓储物流系统。常用的仓储物流传输系统主要是手供一体升降系统和水平回转系统。

图 16-12 所示为手供一体升降系统，它是目前国内最高的一体化升降设备，用于供应室和手术室无菌物品的存储与传输。主要设置在消毒供应中心和手术中心之间的洁净物品库，提高物品运输效率，改善空间面积的利用。手供一体垂直仓储的特点是定时存储，即时取用，将垂直空间作为存储空间充分利用。智能立体货柜占地面积不超过 10 平方米，却可以容纳 200 平方米（约 5 吨）的洁物和一次性物品，适用于大型手术中心。设计时要求手术室无菌物品接收间应靠近护士站，并与中心供应室发放间上下层垂直毗邻。

水平回转系统由安装在一个椭圆形轨道上的一组回转式箱柜组成，箱柜中安装有货架，随着箱柜的回转运动将货品送至操作人员处。这一系统可以使操作人员从一个货柜中拿取货品的同时，做好从其他货柜中拿取货品的准备。软件和拣选指示灯技术的应用提高了速度和准确性。

仓储物流传输系统是集中闭环管理手术室普通及高值耗材的一体化系统，可实现耗材的"智能化管理—存取—配置—追溯"及相关信息的联网交互。在高值耗材管理中，通过建立条形码，使得从送货验收到用后的入出库结算，环环相扣，系统对耗材效期的智能化管理可保证临床使用的安全性，杜绝差错的发生。

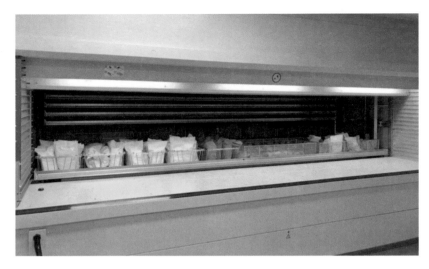

图 16-12　手供一体升降系统

在使用的过程中,可以调整仓储位的容量,以适应不同耗材品规的包装大小,或修改隔断,或放置塑料储藏盒,对不同品规、不同效期进行区别,定义仓位编号。仓储中备货的耗材中不光是高值耗材,还有价值不高的专科耗材或植入、介入耗材,系统的条形码管理方案将每一件耗材定义为唯一的院内条形码进行打印粘贴,设定仓位后进行预入库。而对于部分需要视术中患者的具体情况而定的医用耗材,医院通常不备货,该类耗材全程无需进入二级库房存储,手术一结束,巡回护士将术中患者已使用的耗材外包装交给智能二级库房库管员,由系统定义唯一的院内条形码,打印条形码并粘贴到相应的纸质材料上,再确定收费。

(2)系统应用建议及效果

以苏州某医院为例,该院 2014 年开建,2016 年开业。占地 140 亩,一期建筑18 万平方米。住院病床 1 200 床,一期开放 800 床。手术室共 17 间,消毒供应任务外包。智能无菌库房配置情况为:无菌库房占地约 65 平方米,标配两条巷道,一条存储计费耗材;一条存储无菌器械包与敷料包。每条巷道设置陈列架 16 个,预设192 个基本储位(60 厘米×30 厘米×25 厘米),根据需求可扩展 30% 的储位。如图 16-13 所示为该院的水平回转仓储系统。

通过运用该系统,物资处理量提高至先前的 600%,单个耗材拣取时间少于15 秒,而且支持多系统同步连续拣取;生产力提高 2/3,准确度可达 99.99%,紧急情况下能够取用货品,可使用多种软件和主机兼容技术。表 16-6 从七个方面对智能仓库与传统仓库作了对比。

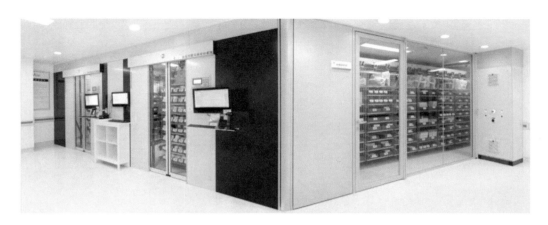

图 16-13    苏州科技城医院水平回转仓储系统

表 16-6    智能仓库与传统仓库对比

| 对比项目 | 智能仓库系统作业 | 其他管理系统作业 |
| --- | --- | --- |
| 工作模式 | "物到人"物资批量合成订单,系统智能连续拣取,全程条码化操作 | "人找物"人工配单、逐件拣取 |
| 管理模式 | 物资集中闭环管理,并与上级库管联动 | 物资分类、分区陈列管理 |
| 效率 | 多系统同时自动化运转,效率倍增,解放巡回护士回归围术工作 | 流程由人工主导,效率较低 |
| 精准性 | 物品条码全程一一对应,入库/拣取/出库/数据记录精确复核 | 人工随意性或职业疲劳,易误操作 |
| 库量与效期管理 | 遵循"先进先出"原则,对每种物品的余量和余期可设置独立的自动提醒程序 | 物资类多量大,效期不一,人工操作易出纰漏,且存在院感隐患 |
| 库房秩序与环境 | 库房专人操作管理,环境整洁、有序 | 人员随意进出,高峰期动态环境混乱 |
| 数据与 HIS 对接 | 联网交互式工作平台:数据与 HIS 系统动态互联互动 | 人工录入、校对,数据对接不及时,且易出错 |

## 6) 智慧物流系统造价分析

医院所用不同种类的智慧物流传输系统各有利弊,而不同类型的系统组合能发挥巨大的作用。医院可根据需求,对照表 16-7、表 16-8 进行初步的物流类型选择判断。

表 16-7　智慧物流系统特性总结

| 系统名称 | 载重量（千克） | 速度（米/秒） | 后期维护 | | 对建筑的要求 | 全院多楼相连可能性 | 平均使用寿命（年） |
|---|---|---|---|---|---|---|---|
| | | | 5 年内 | 5 年后 | | | |
| 钢制并联气动物流 | 5～8 | 6～8 | 2%～3% | 3%～4% | 无特殊要求 | 便捷 | >50 |
| 轨道小车 | 10～15 | 横向0.6，纵向0.4 | 5%～7% | 10%～15% | 预留管井通道 | 难成本高 | 20～25 |
| 自动导航车 | 500 | 1 | 2%～3% | 5% | 医护通道及员工电梯 | 较难专用通道 | 15 |
| 中型物流 | 30～50 | 0.5 | 5% | 10% | 水平垂直均需专用通道且对通道要求高 | 基本不可行 | 10～15 |

表 16-8　智慧物流系统造价范围

| 智慧物流传输系统 | 造价范围 |
|---|---|
| 气动物流传输系统 | PVC 管道：6 万～12 万元/站点；不锈钢管道：20 万～40 万元/站点 |
| 中型箱式物流传输系统 | 25 万～40 万元/站点 |
| 轨道小车传输系统 | 20 万～35 万元/站点 |
| AGV 自动导航车传输系统 | 高载重小车（≤300 千克）：100 万～150 万元/车；低载重小车（60～150 千克）：35 万～80 万元/车 |
| 仓储物流传输系统 | 水平回转系统/垂直回转系统/垂直提升系统：价格按照定制化规格而定 |

## 16.3 应用建议和发展趋势

### 1）应用建议

在新医改大背景下，政府积极推进医药卫生行业的高质量建设和发展。随着医院规模的扩大、科室的增加，患者、医护人员的增多，为了符合绿色医院的理念、更多地为院内医护人员及患者考虑，提高他们的工作效率，以及节省就诊时间，无疑需要各方面的良好配合。医院物流系统在应对各种情况的物品传输方面具有高效便捷的特点,同时对各环节的工作配合起着不可代替的作用,医院智慧物流建设已经成为现代化医院建设的重要内容之一。

但在选择医院物流传输系统时,应充分考虑医院自身实际情况,在充分调研、科学论证、合理规划的基础上,从全局的角度、系统的高度上规划设计医院物流传输系统,从而提高医院运营管理水平,改善医院诊疗环境,为人民群众提供更优质、更高效的诊疗服务。

每种物流传输系统各自具备不同的优缺点和适宜的应用场景。项目实施前的调研工作至关重要,应该以客观数据为基础计算或预测医院物流流量、工作压力,并进一步设计子系统数量。调研工作内容主要包括运送物品的种类和运输量需求、建筑平面布局和功能分区、建设成本评估和后期运营管理成本预估等。

首先,运送物品的种类及运输量需求是最基本的。也就是说要掌握医院的基本数据,然后才能在此基础上进行物流系统的设计。

其次,在物流传输系统选型时必须明确需要解决的主要矛盾是什么,可以概括为“运什么”和“怎么运”,主要是解决单次运输量和运输频率之间的矛盾。因此,在物流传输系统选型时,医院基础数据和需求至关重要,应避免先入为主、倾向某一物流传输形式,而后通过调研佐证这一需求的错误行为。由于物资运输的复杂性,可考虑采用多系统设计方案,解决高峰堵塞问题。在系统设计上,要充分考虑到各个科室业务的繁简、高峰堵塞、缓急不一的特点;要与楼宇智能控制系统和医院信息管理系统集成,以提高医院数字化管理水平,并进一步提高物流传输系统的管理和应用水平。系统的选择与设计还要注意可扩展性,为未来的系统扩展打好基础。

除了从医院业务角度进行分析,还应重视技术角度的分析。目前国内物流传输系统还没有完善统一的规范和标准,物流企业各自执行企业内部标准,因此要特别重视制造商的规范化、标准化和专业化问题,详细调研不同品牌的市场占有率、操控系统的自有知识产权率、投运系统的安全平稳度以及系统的可扩展性和后期扩容的便捷性等问题,尽可能选择成熟、优质的物流设备制造商。

此外,在物流传输系统选型阶段还应考虑方案的经济效益,应该对物流设备的采购、安装调试、试运行和后期维护进行估算,做好经济效益分析和对比;在方案规划设计阶段应重视物流传输系统和建筑的融合问题,系统研究新建或改扩建建筑的功能布局,预留合理的物流路径和空间,特别是分步分期实施的项目,由于不同物流企业产品可能不兼容,第一期的投入就变得尤为关键;同时还应兼顾医院运行中的感染防控和建筑物消防安全问题。

最后,还应提前考虑物流传输系统的运行管理问题,在选型阶段应明确系统运维管理团队,使其全过程参与系统的安装调试工作;加强业务学习与培训,做好系统移交后的维护保养工作,制订完善的系统故障应急处理预案并定期演练,确保系统始终处于最佳运行状态。

表 16-9 总结了各类物流传输系统的优缺点。

表 16-9　各智慧物流系统优缺点对比

| 对比项目 | 气动物流 | 轨道小车 | 箱式物流 | AGV |
|---|---|---|---|---|
| 传输重量(千克) | 5.5 | 10～15 | 30～50 | 60～300 |
| 传输容量(升) | 4.5 | 28 | 80 | 200 |
| 可传物品 | 标本、血液、临时药品 | 血液制品、标本、药品、小型器材及部分输液 | 标本、药品、全部辅材、全部消毒器材、血液制品、全部大输液、整箱耗材、被服及配餐 | 标本、药品、血液制品、全部辅料、全部消毒器材、血液制品、全部大输液、整箱耗材、被服及配餐 |
| 院感要求 | 传输管道独立，传输瓶定期消毒 | 水平轨道和车体外露，井道间独立，小车需要定期消毒 | 水平传输线和井道间独立，不易被污染，传输箱需要定期消毒 | 穿行在人流中，车体易污染，传输车需要定期消毒 |
| 优点 | 速度快、效率高 | 比气动物流传输量大，一条轨上可多小车同时发送 | 传输量大、体积受限小，传输箱使用存放方便，物品始终水平放置 | 传输量大、不受体积限制，水平行走无须固定通道，物品始终保持水平放置，自动充电 |
| 缺点 | 传送物品体积小、重量轻 | 车不离轨、物品翻转、物品形状受限 | 水平传输吊顶内占用独立吊顶通道 | 水平行走易受干扰，占用垂直交通资源 |
| 维护成本 | 结构简单、成本较低 | 结构复杂、成本较高 | 结构简单、成本适中 | 结构复杂、成本适中 |

### 2）发展趋势

（1）医院智慧物流系统将成为医院新基础设施的一部分

我国正在不断提高对医院智慧化建设的重视程度，接连不断涌现的技术创新成果和多种政策措施的颁布进一步推动了医院智慧化建设的进程。随着就医需求的不断扩大，智慧化物流已经成为医院建设中不可或缺的一部分，但很多医院建设工作者对物流的了解仍不够全面，也并没有意识到它的重要性。

医院智慧物流在未来将成为医院基础设施的一部分。在医院设计建造初期，物流传输系统建造合同商就应介入项目。医院的早期设计应使用 BIM 系统，通过精准的一比一建模，物流传输系统建造商与医院方、建筑设计师及其他建造合同商一起统筹规划，为传输系统的管道和机房等设施预留足够且合理的空间。早期的介入可以确保多方受益,帮助医院能够以更低的成本、更少的时间和更高的效率完成设计与施工。

(2)研发投入增加,行业向着自主可控、可持续的方向发展

医院物流传输系统市场规模正在逐年增长,智慧医院的时代正在到来,目前我国已初步构建起较为完善的医院物流传输系统产业链,气动物流传输系统、AGV 小车和中型物流传输系统都已在国内设有十分成熟的研发、设计和生产线,未来我国应进一步加强在国产自研上的投入。

就物流传输系统中使用最普遍的物联网技术而言,国内已初步覆盖传感器、芯片模组、元器件、101 设备、网络通信、平台、系统集成、操作系统及应用服务等环节。不过,由于我国大部分医院物流传输系统企业属于中小型企业,成立时间短、研发投入少,在高端产品上与国外产品有一定的差距。

我国应协调产学研合作加强关键核心技术攻关,尤其是完成某些关系到行业发展的"卡脖子"工程攻关,增强产品供给能力。结合国家中长期发展规划重点任务布局,发挥新型举国体制和超大规模市场优势,推进跨学科、大协作、高强度的协同创新基础平台建设,针对关键核心技术和基础共性技术开展集中攻关,锻长项补短板,从而提升我国医院物流传输系统行业在生态链中的地位,确保行业自主可控、可持续发展。

(3)打破平台壁垒,医院物流传输系统为医疗健康赋能

尽管在医院智慧物流系统的信息化建设中,产业已经构建了较高水准的信息化运维平台,但不同传输系统的信息平台仍存在着信息壁垒。而且我国绝大多数医疗机构中整体信息化水平仍然较低,往往只有与物联网相关的信息平台。同时医院中还通常存在着多个不同系统的信息平台,平台间互不相通,各自为营,极大地制约了先进技术在医疗机构中的应用。

打破平台壁垒是未来医院智慧化建设的首要任务,医院智慧物流系统的信息化建设也必将根据统一行业标准进行改进和调整。只有将计算机语言与医疗语言有效地融合在一起,才能真正促进医院智慧物流系统与医疗健康的结合,从而实现用技术为医疗健康赋能。

# 第 17 章

## 智 慧 水 系 统

现状、问题和需求

### 1）现状

（1）国家、行业和地方现行政策情况

安全用水、科学节水是一项全面、系统、持续的工作。医院人流较多,人员用水频率较高且对于水质的要求高于一般的公共机构,供水是现代化医院建设过程中必不可少的一项保障措施,直接关系到医疗质量和安全。与医院供水安全相关的政策如表 17-1 所示。

表 17-1  医院供水安全相关政策

| 发布时间 | 机构部门 | 政策分类 | 文件名称 | 政策内容 |
|---|---|---|---|---|
| 2015.2 | 四部委 | 文件 | 《关于加强和改进城镇居民二次供水设施建设与管理确保水质安全的通知》（建城〔2015〕31 号） | 将供水安全提升至国家反恐战略高度 |
| 2015.4 | 国务院 | 国家行动指南 | 《水污染防治行动计划》（简称"水十条"）（国发〔2015〕17 号） | 提出到 2020 年的治水宏观目标,并列出重点区域的详细指标 |
| 2016.9 | 国家反恐办与住建部 | 文件 | 《城市供水行业反恐怖防范工作标准》（建城〔2016〕203 号） | 明确提出供水行业反恐总体要求,采取人防、物防、技防 |

（续表）

| 发布时间 | 机构部门 | 政策分类 | 文件名称 | 政策内容 |
|---|---|---|---|---|
| 2017.5 | 中共中央办公厅与国务院办公厅 | 规划纲要 | 《国家"十三五"时期文化发展改革规划纲要》 | 指出需强化水安全保障,加快完善水利基础设施网络,推进水资源科学开发、合理调配、节约使用、高效利用,全面提升水安全保障能力 |
| 2018.1 | 中共中央办公厅与国务院办公厅 | 意见 | 《关于推进城市安全发展的意见》 | 指出城市基础设施建设需坚持安全第一 |

随着突发公共卫生事件的增多,公众对医疗污水的关注度也在不断提高。当前我国医院污水的处理标准及执行力度相比其他发达国家和WHO的标准,整体水平偏弱,医疗污水的排放标准有待进一步优化。与医疗污水相关的政策如表17-2所示。

表17-2　医疗污水相关政策

| 发布时间 | 机构部门 | 政策分类 | 文件名称 |
|---|---|---|---|
| 2013.6 修订 | 全国人民代表大会常务委员会 | 法律法规 | 《中华人民共和国传染病防治法》 |
| 2014.4 修订 | | | 《中华人民共和国环境保护法》 |
| 2017.6 修订 | | | 《中华人民共和国水污染防治法》 |
| 1996.10 | 国家技术监督局 | 国家标准 | 《污水综合排放标准》(GB 8978—1996) |
| 2002.12 | 国家环境保护总局、国家质量监督检验检疫总局 | | 《城镇污水处理厂污染物排放标准》(GB 18918—2002) |
| 2005.7 | 国家环境保护总局、国家质量监督检验检疫总局 | | 《医疗机构水污染物排放标准》(GB 18466—2005) |
| 2015.9 | 国家质量监督检验检疫总局 中国国家标准化管理委员会 | | 《污水排入城镇下水道水质标准》(GB/T 31962—2015) |
| 2004.5 | 中国工程建设标准化协会 | 工程技术规范 | 《医院污水处理设计规范》(CECS 07:2004) |
| 2011.10 | 环境保护部 | | 《生物接触氧化法污水处理工程技术规范》(HJ 2009—2011) |
| 2013.3 | 环境保护部 | | 《医院污水处理工程技术规范》(HJ 2029—2013) |

（续表）

| 发布时间 | 机构部门 | 政策分类 | 文件名称 |
|---|---|---|---|
| 2003.4 | 国家环境保护总局 | 疫情后提出的相关规范标准 | 《"SARS"病毒污染的污水应急处理技术方案》(环明传〔2003〕3号) |
| 2020.2 | 环境部 | | 《关于做好新型冠状病毒感染的肺炎疫情医疗污水和城镇污水监管工作的通知》(环办水体函〔2020〕52号) |
| 2020.2 | 生态环境部 | | 《新型冠状病毒污染的医疗污水应急处理技术方案》(试行) |
| 2020.2 | 国家卫生健康委员会办公厅、住房和城乡建设部办公厅 | | 《新型冠状病毒肺炎应急救治设施设计导则(试行)》(国卫办规划函〔2020〕111号) |
| 2020.2 | 生态环境部 | | 《关于进一步做好疫情期间医疗和城镇污水处理有关问题整改的补充意见的通知》 |

　　水务行业是关乎国计民生的基础产业，也是医院建筑必备的基础配套设施。近年来，国家颁发了多条相关行业政策，助力推进水务管理信息化、智能化升级，为信息技术的发展建立了良好的政策环境。与医院供水领域新一代信息技术应用相关的政策如表17-3所示。

表17-3　医院供水领域新一代信息技术应用相关政策

| 发布时间 | 机构部门 | 政策分类 | 文件名称 | 政策内容 |
|---|---|---|---|---|
| 2014.8 | 国家发改委、工信部等八部委 | 意见 | 《关于促进智慧城市健康发展的指导意见》 | 提出电力、燃气、交通、水务和物流等公用基础设施的智能化水平大幅提升，运行管理实现精准化、协同化、一体化。工业化与信息化深度融合，信息服务业加快发展 |
| 2016.7 | 中共中央办公厅、国务院办公厅 | 战略纲要 | 《国家信息化发展战略纲要》 | 要求将信息化贯穿我国现代化进程的始终，加快释放信息化发展的巨大潜能，加快社会各领域信息化发展 |
| 2017.6 | 工信部 | 通知 | 《关于全面推进移动物联网(NB-IoT)建设发展的通知》 | 推广NB-IoT在公共服务领域的应用，推进智慧城市建设。以水、电、气表智能计量、公共停车管理、环保监测等领域为切入点，结合智慧城市建设，加快发展NB-IoT在城市公共服务和公共管理中的应用，助力公共服务能力不断提升 |

(续表)

| 发布时间 | 机构部门 | 政策分类 | 文件名称 | 政策内容 |
|---|---|---|---|---|
| 2019.4 | 国家发改委、水利部 | 行动方案 | 《国家节水行动方案》 | 提出加强公共供水系统运行监督管理,推进城镇供水管网分区计量管理,建立精细化管理平台和漏损管控体系,协同推进二次供水设施改造和专业化管理。重点推动东北等管网高漏损地区的节水改造 |
| 2019.7 | 住建部 | 行业标准 | 《城镇供水管理信息系统基础信息分类与编码规则》(CJ/T 541—2019) | 进一步明确供水信息化要求 |
| 2020.11 | 中共中央 | 规划纲要 | 《关于制定国民经济和社会发展第十四个五年规划和二○三五年远景目标的建议》 | 提出"以数字化转型整体驱动生产方式、生活方式和治理方式变革,要求加快数字化发展,建设数字中国"数字赋能,水务行业信息化成趋势 |

（2）国内医院用水现状与特点

医院是一种集医疗、办公、科研等于一体,在城市生态系统中较为特殊的子系统,会受所在城市整体系统的影响,同时也对城市生态功能产生较大的影响。医院供水和一般城市供水相比较为特殊,其现状和特点如下:

① 用水需求多样

医院内的用水主要包括用于医疗工作、科研和生活的用水,其中生活用水包括食堂用水、绿化用水、冲厕用水及洗漱用水等,占总用水总量的绝大部分。

② 用水特征区域化明显

医院内存在多种不同性质的楼宇,如门诊楼、住院楼、办公楼等。不同性质楼宇的用水特征各不相同,通常门诊楼在接诊期间用水比较集中,而住院楼则在早晚高峰用水比较集中。

③ 用水安全性要求高

由于医院救死扶伤的社会属性,确保其用水安全极为重要。为了保障持续稳定的供水,部分规模较大医院采用带有蓄水设施的供水方式,如高低位水箱、水箱/水池＋加压泵组。医院的供水设施与蓄水池选型通常偏大。

2）问题

医院的用、排水量与医院的规模、性质、设施情况、住院和门诊人数、地域气象条件、所处地区的生活习惯和管理制度有关。据实地调研发现,医院内一些老院区建院时间较早,供水设施逐渐老化,呈现出一系列问题。

（1）水质安全问题

① 设备管道锈蚀

由于设备老化和泵房环境潮湿，部分设备、水箱、管道等过水部件出现锈蚀，导致自来水发红或泛黄，引发水质安全风险。

② 水箱水池问题

目前医院水箱水池存在的问题如表 17-4 所示。

表 17-4　医院水箱水池用水问题

| 关键词 | 详细信息 |
| --- | --- |
| 水箱水池储水循环不及时 | 水箱水池储水循环不及时是水质安全问题的原因之一，医院水资源充足、压力良好，多采用带水箱供水形式且水箱体积设计较大，当采用机械遥控浮球阀控制进水时，储水不能被及时循环使用，导致内部水长时间滞留，易引发二次污染 |
| 水泥材质水池易滋生细菌 | 部分医院目前仍在采用水泥水池储水，这种材质虽然结构稳定，但表面粗糙，易滋生细菌，引发水质污染 |
| 水箱水池清洗不到位 | 水箱会随时间产生锈蚀，水泥水池的瓷砖壁也会随时间逐渐发黄并滋生细菌，其底部会产生黑色杂质，如果清洗不及时就无法保障水质安全 |
| 水箱水池无密封措施 | 部分水箱水池的人孔或通风孔没有防护措施，不仅极易出现外界污染，也很难防止人为破坏 |

③ 饮用水水质不容乐观

医院的饮水水质可能不达标。现有医院的饮用水处理模式多数未经有效过滤，不能有效去除杂质和重金属离子。桶装水存在水质二次污染，开水机存在反复加热的千滚水、阴阳水情况。分散式直饮水大多采用 RO 反渗透过滤工艺，处理后的水为纯水，不仅去除了有害物质，也将有益的矿物质过滤了，不宜长期饮用。

④ 污水水质不达标

a. 污水处理设施拥有率低

针对我国 8 500 多家医院的调查发现，医院污水处理设施拥有率约为 58%，主要集中于城市大型综合医院。另外，现有医院的污水处理设施中，处理达标率约为 70%，实际处理能力并不高。

b. 污水的收集未做合理分类

大多数医院都设有职工生活区，但部分医院对职工生活区和医疗工作区产生的污水并未进行合理分类，对传染病区的污水和普通病区的污水也未进行科学分类。部分医院因为地区差异，导致对医疗污水分类收集的重视程度较低；也有部分医院由于经济条件较差，无法对各类污水进行分类处理。

医院建筑物中包含了多种放射性、重金属物质以及其他种类的致病物质，若不对污水中的有害物质进行科学处理,就无法达到国家对医院污水处理标准的要求。

c. 污水处理前期设计不足,无法满足实际需求

研究表明,我国医院的床位数正在不断增加,但仍无法满足大量病患的需求。随着医院床位的增加,污水排放量也在增加,医院早期建设时设计的污水处理规模已无法满足与日俱增的污水处理需求。

（2）运行安全问题

① 管网问题

a. 管网老化,锈蚀严重

早期建设的医院管道使用年限已久,且大多以直埋形式铺设,难以及时评估更新,大多数管道锈蚀老化严重、管壁脆化、漏点频发,爆管风险系数较高。

b. 管网资料缺失、失准,管理分散

早期医院管网信息资料的保存形式多为纸质图纸和清单资料,管理方式也多为传统人工管理,由于纸质保存介质和人员交接等原因,导致原始资料大多不完整,且分散在不同部门的不同人员手中,调用查询不便。因此造成了资料缺失,保存的资料与实际情况不符,难以指导后期巡检、维修工作等问题。

c. 计量器具缺失、失效,难以支撑精细化管理

大多数医院只有自来水缴费核算表,表具覆盖率不够,数据的数量和实时性也无法支持院区的精细化管理。部分已建水表由于表井环境差和长时间缺乏管理,存在故障失准的情况。

② 设备问题

a. 设备老旧锈蚀,稳定性下降

医院用水设施老旧,故障频繁,设备、管道阀门出现锈蚀和漏水现象,增加了供水安全隐患,并导致供水稳定性下降,影响医患的用水体验。目前医院污水处理设施较为传统,处理级别普遍较低,老化严重且自动化程度低。污水中残存的大量有机物、氨氮和悬浮固体均要使用消毒剂进行处理,其浓度随原水波动会产生加药量不足或过量的现象。

b. 配置落后,达不到信息化平台管理要求

控制柜使用年限较长,内部走线混乱,元器件时有失灵,配置落后,不满足信息化管理硬件的要求。大多数控制柜也没有配置人机交互界面,加大了医院管理者和维修人员的工作难度,提高了后勤运维人员专业素养要求,增加了后勤人员的组织难度。

c. 供水设备的流量、扬程设计过高,水泵搭配简单

由于医院是一种特殊的用水场景,在设计二次供水设备时往往过于保守,设备额定的流量、扬程远高于实际使用要求,导致"大马拉小车"的现象,造成能源浪费。而

167

且设备长时间低频运转,既影响设备使用寿命,也存在运行安全隐患。

d. 设备频繁启动

部分设备保压能力差,导致出现频繁启动,不仅影响设备使用寿命,还会造成管道压力波动,影响医患的日常用水供应。

(3)泵房安全问题

① 安防设施简单

医院水泵房或水箱的位置通常位于监控死角或监控空白处,主要依靠人工巡检,无法及时发现和阻止异常情况发生。

② 泵房出入无记录

部分医院泵房出入没有记录,无法辨别进出人员的身份,非专业人员的不当操作可能影响设备的正常运行。

③ 人孔、通气孔安防措施不到位

部分医院泵房内水箱或水泥水池的人孔没有上锁,且水箱处在监控死角,反恐安全系数极低,存在人为破坏的安全隐患。

④ 泵房缺乏环境监测

医院泵房内缺乏湿度和水淹报警等环境监测设施。多种设备共用机房空间,水箱、水池等蓄水设施导致泵房内空气潮湿,影响机电控制设备的运行稳定性和寿命。同时,泵房内若发生漏水事故,极易造成财产损失和人员安全事故。

(4)运维安全问题

医院水系统在运维安全上的问题主要集中在人员方面,具体存在以下三点问题:

① 人工巡检效率较低

医院用水设备管理大部分还处于人工巡检阶段,巡检质量难以考量,既增加了劳动强度,又很难及时发现供水问题,效率较低。

② 人员专业度要求高

医院泵房对物业或巡检人员的专业度要求较高,需要了解运作系统及设备的运行规律。而目前医院的巡检人员往往只能做到简单的漏水排查工作,无法及时排除故障。

③ 后勤人员更替

随着医院物业公司或后勤人员的更替,新的工作人员对供水形式及设备运行规律了解程度不够,无法及时发现异常,难以有效管理医院的水系统设备。

(5)多点布置,不便管理

以纯水为例,医院有纯水需求的科室较多,购买对应的单科室制水设备数量也较多。通常各大医院的做法是,在有纯水需求部门的使用区域内划出一间房间,作为专门的水处理设备间,并配有专人负责日常管理和维护。在调研的医院中,许多需要使用纯水的科室,如血透、检验、病理、腔镜洗消、手术室及消毒供应室等部门都分别在不同的楼宇和楼层内,每个部门都设有单独的水处理间。在血透室、检验科等部门,为确保设备安全运行,水处理设备还需要一用一备,造成医院人力和物力成本的增加。

大量水系统设备会给医院的运行维护成本造成很大负担,主要原因包括以下四点:第一,设备耗材更换种类多、更换量大,导致耗材成本高;第二,这些设备日常维护需要的人力成本也较高;第三,单科室制水设备采用"专水专用"模式,通常对原水的利用率不高,水资源浪费较严重;第四,多套设备占用空间大。

(6)环境污染问题

部分医院对污水排放过程中产生的废气、污泥未做有效处理,但这些废气、污泥均属于危险废物,含有大量病原微生物,若未经处理直接排放,势必会对周遭大气环境造成污染,甚至形成各类传染疾病,造成安全隐患。

近年来,医院采用的消毒剂通常以氯成分为主,如液氯、次氯酸钠、二氧化氯等。在医院污水中含有的有机物没有被充分除去时就利用消毒剂进行消毒,不但会因为有机物损耗消毒剂致使消毒效果降低,同时也会造成大量有机氯化物产生。氯化物还会导致癌症、畸形以及基因突变,是医院必须控制的污染物质。

### 3)需求

随着近年来科技的不断发展,水务供排水新兴技术、信息化新兴技术不断涌现。如何将这些新兴技术在水务行业,尤其是医院水务行业进行创新应用,并在院区中将这些新兴技术应用落地,是医院水务建设必须要思考的问题。这类新兴技术主要包括两类:一类是水务新兴技术,如高层恒压供水技术、膜技术、水质在线监测和中水回用技术;另一类是信息化新兴技术,包括云计算、物联网、大数据和移动互联网等。

需要指出的是,医院水系统建设正在逐步与电、气、餐饮等其他后勤管理体系,乃至整个医院的诊疗业务体系进行整体数据打通,从数据的标准化、质量、安全合规等方面着手,对原始数据进行规范、分析、度量以及改进,以实现数据的标准化。同时医院还正在统筹规划水务数据的共享与开放,通过建立目录保障数据质量,并建立符合法律、规范和行业准则的数据管理体系,保障数据的应用安全。

新技术的应用是各个行业进行智慧化建设的显著特征。医院后勤也正在积极探索水务技术和信息化新兴技术在医院应用的落地路径和方式,寻找和匹配这些技术在医院水务治理中的应用场景,推动以科技创新和商业模式创新为支撑的新兴技术成果转化与应用,提升服务能力,改善服务质量。最终借助水务方面创新举措带来的示范效应,带动医疗行业乃至整个社会创新意识的提升,树立良好的社会典范。

## 17.2 医院水系统介绍

医院的水源通常为市政自来水,水质需符合《生活饮用水卫生标准》(GB 5749—2006)的规定。医院用水一般分为生活用水和医用用水。为响应绿色环保、节约能源的政策,在保证医疗安全卫生标准的前提下,医院可结合自身实际条件,通过建设或改造中央分质供水系统,提高水资源的利用率,以满足医用用水和饮用水的供给需求。

雨水回收再利用是一条开源节流的好途径,通常医院的门诊医技楼、住院楼以及行政楼等建筑体的屋面雨水水质相对较好,且便于直接收集利用,经过消毒进入中水池后可用于供给院内的各种生活杂用水,如绿化灌溉、洗车、冲洗厕所等。

不同性质的医院污水性质不同,需根据各医院的规模、性质和部门设置情况,对污水进行分类收集。传染病区的污水必须进行预处理消毒,经处理达标后才能进行排放。医院水资源的综合处理示意图如图 17-1 所示。

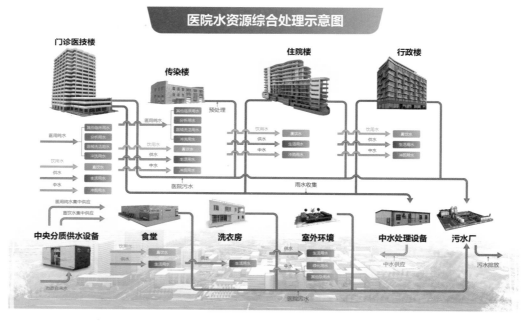

图 17-1　医院水资源综合处理示意图

### 1) 水源——供水

医院的供水设施指为保障供水水质、水压而设置的设施,包括水箱、消毒设备、气压罐、阀门、水泵机组、电控柜及供水管道等。

医院供水一般分为一次供水和二次供水：一次供水是水务公司直接供水；二次供水指单位或个人将城市公共供水或自建设施供水经过储存、加压，通过管道再供给用户。因此二次供水相对于一次供水更容易受到污染。

二次供水是目前高层供水的唯一方式，二次供水的发展历程如图17-2所示。

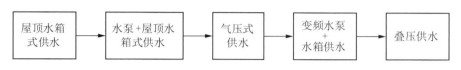

**图 17-2　二次供水发展史**

### 2）生活用水

（1）软水

经过软化处理的水硬度较低，在加热过程不易产生结垢。在医院的被服洗消等工作中，需要用到软水，软水能够延长洗涤设施的使用寿命。

（2）饮用水

医院的患者、医护工作者和后勤保障人员等每天都需要一定量的饮用水。目前医院饮用水的供水形式多样，且用水点分散，难以统一管理，同时水质也存在较大风险。

（3）热水

医院的洗手池、淋浴间等位置需要配备热水。通常利用热水设备统一制热后，再经过专用管道输送到各用水点。热水中含有的军团菌等微生物是影响热水水质的重要因素，需对其进行严格控制。目前部分医院的热水为计量收费，因此在线计量和营收需求也较大。

（4）消防水

医院是人员密集场所。根据消防管理要求，需要设计消防专用供水管道，将消防水输送到各消防设施点。消防水一般为保压的静态水，当发生管路漏损时，压力会损失，从而启动消防泵。消防管网的漏损控制也是数字化技术需要探索的发展方向之一。

（5）雨水

部分医院建设了雨水收集系统，雨水通过过滤、消毒等处理后，用于冲厕、浇灌等，提高了水资源的综合利用率。在考虑经济效益的前提下，水资源循环利用是一种值得推广的绿色可持续发展方式。

### 3) 医疗用水

在医院的新建及改扩建过程中,尽管医用供水系统投资金额的比重不大,但涉及纯水需求的科室较多。早在 20 世纪 70 年代,美国、欧盟、日本等经济较发达、医院管理较先进的国家就已相继制定并实施了较为健全的医院纯水使用管理制度,以及不同科目的纯水标准。我国自 20 世纪末引进并实施集中制水、分质供水的理念和方案后,越来越多的医院建立起了医用集中供水系统。近年来,集中供水处理系统因其独特的优势正在快速替代原有的独立供水设备。

医疗用水具有需求部门多、种类多、标准多的特点,具体分类如表 17-5 所示。

表 17-5　医院用水的分类、对应科室与标准

| 序号 | 用水分类 | 用水科室 | 用水标准 |
| --- | --- | --- | --- |
| 1 | 分析检验 | 检验科、病理科、中心实验室 | 生化检验用水(《分析实验室用水国家标准》(GB/T 6682—2008)和药典纯化水指标) |
| 2 | 血液透析 | 血透中心、ICU | 血液透析用水(《血液透析及相关治疗用水》(YY 0572—2015)):细菌总数<100 CFU/毫升、内毒素<0.25 EU |
| 3 | 器械清洗 | 中心供应室、内镜清洗室、DSA 导管、清洗间、口腔科 | 器械清洗消毒用水、高温灭菌器用水(《医院消毒供应中心　第 1 部分:管理规范》(WS 310.1—2016)和《医院消毒供应中心　第 2 部分:清洗消毒及灭菌技术操作规范》(WS 310.2—2016)):电导率≤15 微西门子/厘米。《软式内镜清洗消毒技术规范》(GB/T 35267—2017):细菌总数≤10 CFU/100 毫升 |
| 4 | 无菌冲洗 | 手术室、产科、儿科、发热门诊 | 无菌冲洗用水标准、酸性氧化电位水(《医院消毒供应中心　第 2 部分:清洗消毒及灭菌技术操作规范》(WS 310.2—2016)) |
| 5 | 药剂制备 | 制剂室 | 制剂用水(中国药典 2015 版纯化水标准) |
| 6 | 湿化水 | 氧气湿化瓶、雾化器、呼吸机 | 在使用期间,水质卫生指标应满足细菌菌落总数≤100 CFU/毫升。不得检出铜绿假单胞菌、沙门氏菌和大肠菌群 |
| 7 | 软化水 | 洗衣房、锅炉房、口腔科、消毒供应中心 | 除去全部或大部分钙镁离子,水的总硬度<3 ppm |
| 8 | 酸化水 | 外科、内镜室、消毒供应中心 | 《酸性氧化电位水生成器安全与卫生标准》(GB 28234—2011):pH 值:2~3;氧化还原电位:≥1 100 毫伏;有效氯含量:60 毫克/升±10 毫克/升 |

以上八种用水基本涵盖了一个综合性医院医疗用水的全部种类,其他类型的特殊用水可以根据具体要求,在以上八种水的基础上对制水工艺进行微调。

### 4) 污水

医院污水指医院(综合医院、专业病院及其他类型医院)在进行医疗活动的过程中产生的,需向自然环境或城市管道排放的废水,包括门诊、病房、手术室、各类检验室、病理解剖室、放射室、洗衣房及太平间等排出的诊疗、生活及粪便污水。医院污水的水质随不同医院的性质、规模和其所在地区不同存在差异。医疗污水中含有多种致病菌、病毒、寄生虫卵和一些有毒有害物质、放射性污染物等,具有很强的传染性,若不经消毒处理直接排放入城市下水管道或环境水体,这些病毒、病菌和寄生虫卵在环境中将形成一个集中的二次污染源,会引发多种疾病,严重威胁人类的身体健康。

医院污水具有以下特点:①间歇性排放;②来源多样,成分复杂;③具有空间污染性、急性、潜伏性和传染性;④水质水量不均匀,水中有机物含量高。

(1)医院污水处理的两种方式

我国现有医院的污水处理设施建设普遍遵循原有的《医院污水处理设计规范》。根据排入水体的不同,我国医院污水的处理基本沿用两种方式:

① 在有城市下水道的区域内,通过投入含氯消毒剂、臭氧等进行消毒后,直接排入市政下水道。

② 经过适当生化处理和消毒后,排入自然水体(图17-3)。处理工艺能有效控制污染物,符合排放要求。

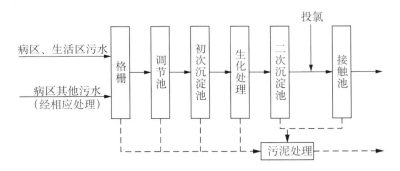

图 17-3 排入自然水体的医院污水处理工艺流程

(2)医院污水处理的三种工艺

医院污水处理工艺必须确保处理出水达标。目前医院主要采用的工艺有三种:加强处理效果的一级处理、二级处理和简易生化处理。医院污水处理工艺主要有:厌氧沼气处理+消毒处理、化学强化处理+消毒处理、生物接触氧化+消毒处理、普通流化床处理+消毒处理和高分子生物流化床+消毒处理等。医院的废水处理系统如图17-4所示。

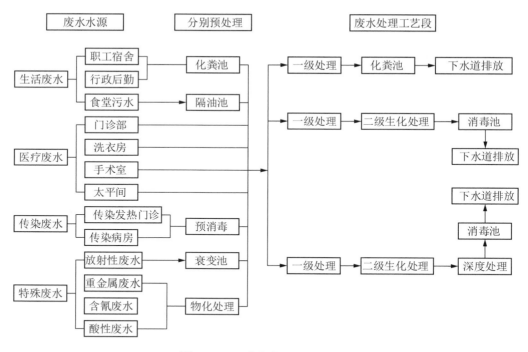

图 17-4 医院废水处理系统示意

　　按照规定,传染病医院必须采用二级处理,并需进行预消毒处理。处理出水排入自然水体的县及县以上医院必须采用二级处理。处理出水排入城市下水道(下游设有二级污水处理厂)的综合医院推荐采用二级处理。对采用一级处理工艺的必须加强处理效果。对于经济不发达地区的小型综合医院,条件不具备时可采用简易生化处理,作为过渡处理措施,之后逐步实现二级处理或加强处理效果的一级处理。

## **17.3** 医院水系统的新兴信息技术应用

**1) 新兴技术应用**

(1) 水质安全保障技术

① 基于物联网的水质自动监测系统

运用现代传感技术、自动测量技术、自动控制技术、计算机应用技术以及相关的专用分析软件和通信网络可以组成综合性在线自动监测体系。多参数水质分析仪(图 17-5)能够自动、连续、及时和准确地监测目标水域的水质及其变化状况,并且数据可远程自动传输,能自动生成报表,节约了大量人力和物力。

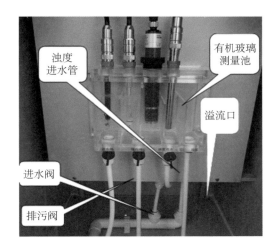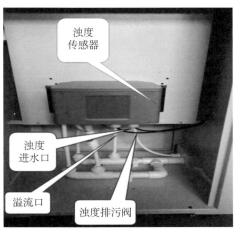

图 17-5　多参数水质分析仪

② 基于物联网的紫外线消毒器

物联网紫外线消毒器(图 17-6)具备良好的杀菌消毒功能,并在控制方面得到了最大优化。通过增加流量开关、UV 强度传感器和温度开关等,物联网紫外线消毒器能够监测自身运行工况,实现在不同工况下的最高使用率,保障消毒效果,降低能耗,提高设备的整体使用寿命。

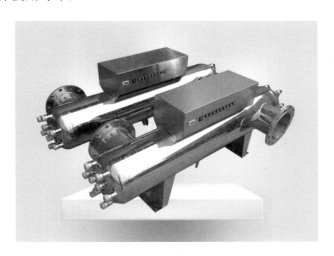

图 17-6　紫外线消毒器

③ 基于大数据分析的错峰调蓄

医院在高峰用水较为集中,主要用水时段为早高峰。从图 17-7 中可以清楚地看出,有两条明显的波峰脊,代表该设备运行频率的高峰时段,同时也间接反映了该社区人群在用水高峰时段的周期性规律。在该系统中,计算引擎能够利用高峰期的用水周期规律折算出水箱蓄水的结束时间。

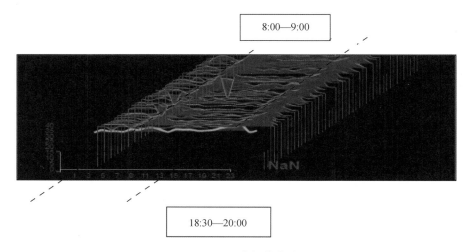

图 17-7　用水规律曲线

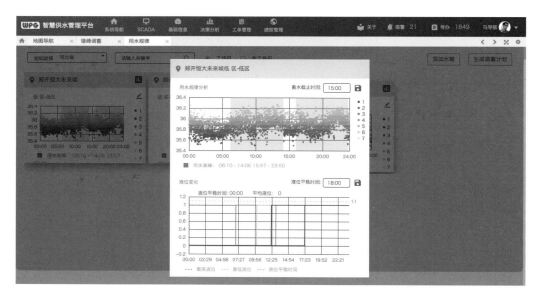

图 17-8　错峰调蓄管理平台

　　医院的用水规律曲线可以间接反映出用水高峰时段的周期性规律,利用这一规律可以对所有水箱的蓄水时段进行优先级排序,确定蓄水顺序。错峰调蓄管理平台(图 17-8)通过水箱错峰进水以及液位控制系统,能够很好地减少高峰用水时段水箱进水对管网的泄压。各时间段之间可以根据时间情况进行调节,也可以通过远程平台进行设置,根据用水规律控制水箱液位,增加水箱中水的流动,保障用户的水质安全。

（2）运行安全保障技术

① 基于物联网的管道在线漏损监测

区域泄漏噪声自动监测法是利用区域泄漏普查系统，对一定区域内供水管网进行的多探头集中部署检测方法，能够在短期内得到医院内一定范围的管网漏损监测数据。该方法一次可完成对一定区域范围内管网漏水状况的测试，不仅可以降低测漏人员的工作强度，而且还能明显提高检测工作的效率，缩短漏水检测周期。管网漏损监测系统如图17-9所示。

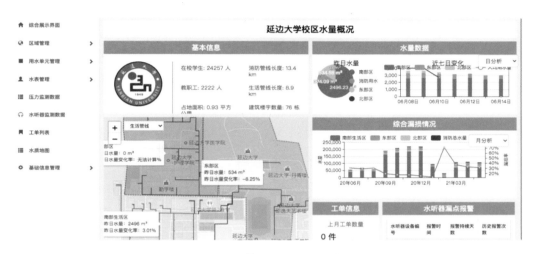

图 17-9 管网漏损监测系统

② 基于大数据的地下管网可视化管理

利用GIS、数据库、数据中心和通信等先进技术，以基础地形图和综合管网数据为基础，能够实现综合管网空间、属性数据和业务数据的统一动态管理，为综合管网的规划、设计、施工、运营和评估提供可靠的依据和服务。该方法不仅能够满足传统综合管网信息化管理的需求，还是综合管网信息的共享服务平台和业务系统的可视化开发平台，可作为综合管网信息化建设的核心资产管理和完整信息化的战略平台，助力综合管网信息化建设的可持续发展。

③ 基于大数据的供水设备智能管理模型

利用基于大数据的设备故障预警模型、设备剩余寿命综合预测模型、供水设备健康状态评估模型等供水设备智能管理模型，可以对设备的综合健康状态进行评估，实现故障预警，避免设备从非故障运行状态劣化为故障运行状态。

（3）泵房安全保障技术

通过完善门禁系统、监控系统、红外线系统等设施来加强泵房安全防护的等级，能够实现门禁、报警、视频的联防工作，保障医院的用水安全。

① 基于物联网的门禁管理应用

基于物联网的门禁系统(图 17-10)能够统计存储所有的时间日志。门禁设备有密码、指纹、刷卡等多种形式,也可以采用互联门禁模块,利用手机端接收的动态密码或二维码,扫描进入泵房。所有进入该门禁系统的信息会汇总到具有统一服务器的数据库系统,实现对泵房进出人员的有效管理。

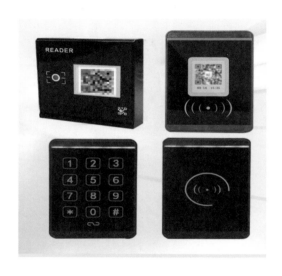

图 17-10 门禁系统

② 基于物联网的红外报警应用

运用红外报警装置能够对医院的重点区域进行保护。运用红外线反射原理,当有人未经授权擅入泵房时,红外线发射管发出的红外线会被人体遮挡,反射到红外线接收管[图 17-11(a)],控制系统将得到异常反馈,随后泵房开始声光报警[图 17-11(b)],摄像装置开始录像[图 17-11(c)],同时报警信号也会上传到控制中心和门卫处,使得值班人员能够立刻作出响应,处理突发状况以保护泵房安全。

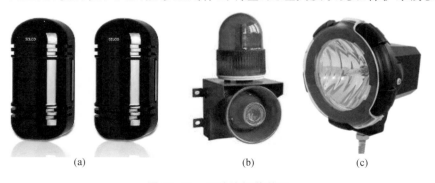

(a)                    (b)                    (c)

图 17-11 红外线报警装置

③ 基于物联网的安防联动应用

门禁系统结合视频系统,能够采集记录进门人员的图像信息,并与安防进行有效联动。在安防联动系统中,正常进入和非法进入对应不同的控制逻辑。泵房安防联动系统包括:进门处的门磁反馈信号与摄像头的联动控制、泵房无人期间的红外布防控制、摄像头移动侦测自动录制控制和上下级喊话控制等功能,这些功能都需要通过工控机实现整体接入,以达到统一集成控制。安防联动系统的实时数据监测如图 17-12 所示,其门禁记录与视频留存页面如图 17-13 所示。

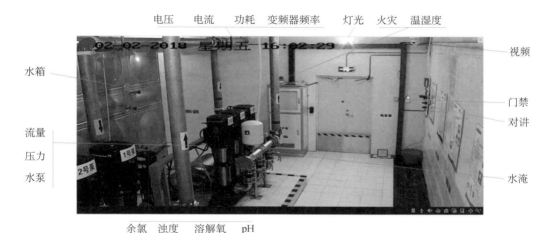

图 17-12    实时数据监测

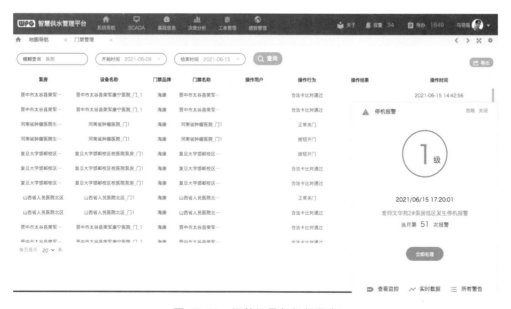

图 17-13    门禁记录与视频留存

（4）智慧供水管理服务系统

整个医院智慧供水管理服务系统，需充分融合新一代信息技术，利用新技术、新工艺对医院供水系统涉及的软硬件进行高度集成，实现及时、互动、整合的信息感知、传递和处理。具体可以实施以下措施：

① 采用窄带蜂窝无线网络技术和用水现状和规划，本着对水资源统一规划和合理开发的原则，确定医院智慧水务建设范围和建设规模。

② 合理利用现有供水设施，尽可能减少项目投资，降低供水成本。

③ 保证规划区内的供排水设施完善，满足医院管理和用水端的用水要求，从而加快项目建设，提升智慧管理要求和智慧服务水平。

④ 贯彻节能的原则，以先进、适用、合理和经济为原则，降低运营成本，改善运营环境，提升管理水平，发挥经济效益和社会效益。

⑤ 充分利用物联网、大数据、移动应用等新一代信息技术，与业务应用相结合，提高用户的决策能力、管理能力，提升服务水平。

医院智慧供水管理服务平台（图 17-14）由物理感知层、传输层、数据治理层、应用层和服务层组成。平台的搭建需关注医院一线人员、后勤管理者、资产管理者等受众人群的不同需求，依托智慧供水管理服务平台的基本框架，实现设备安全、网络安全、数据安全、控制安全和应用安全的建设目标。

物理感知层负责底层设备的数据采集和控制，包含泵站数据采集系统、管网设备数据采集系统、DMA 系统、供水设备数据采集系统以及后勤管理系统；通过传感器来采集现场的信息，如进出水、压力、电流、电压、流量、余氯和浊度等，现场控制系统则负责泵房设备的就地控制，如泵的启停、切换及传感器数据的收集、故障报警等；现场传感器和控制器（PLC）通过 DI/AI 和现场总线（Modbus）的方式接入网关或工业控制控机。

传输层负责数据的传输和控制指令的下发，可采用有线方式或无线方式及二者结合的方式，通过工业互联网网关接入公网。

数据治理层负责数据及资源的管理、存储以及分析；应用层是针对供水业务的具体情况实现包括设备预测性维修、故障预警、智能诊断、协调控制、运行分析（能耗分析、用水趋势分析等）及综合监控管理。

服务层则是将医院水务工作中的管网设备运维、数据分析、日常运营服务等核心模块的指标进行汇总展示，实现多个子系统在统一管理平台下的协同工作；亦可将水务有效数据集成到医院现有的信息管理平台，以统一入口为医院提供个性化的智慧水务信息和服务。

（5）设备能耗管理技术

传统的二次供水模式在电能消耗方面几乎都采用了较为粗放的方式，二次供水

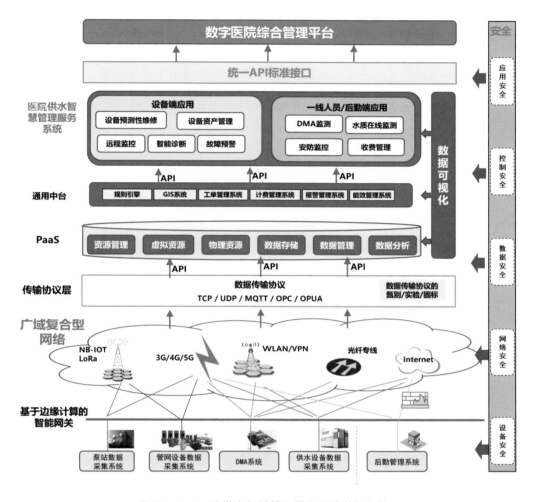

图 17-14 医院供水智慧管理服务系统整体架构

设备在能源的有效利用与节能降耗的改进方面具有很大的提升空间。二次供水设备的监测功能可以保障设备运行参数实时受控,对设备运行状态和运行故障进行预警,从而提高整体供水的管理水平,并积累宝贵的数据资料。

(6)分质供水技术

① 医院中央集中供水系统

医院的检验、病理、血透、手术室、腔镜中心和消毒供应中心等部门都需要纯水供应,且各部门的水质要求各不相同,但都需要建立独立机房,并配有专人管理。建立医院纯水集中供应系统是建设资源节约型、环保友好型医院的重要途径。

中央集中供水系统在水处理主机房内安装一套大型智能化全自动水处理设备,运用中央制水、分质供水模式,对原水进行集中处理,然后通过管网输送到各用水终端进行使用。该系统具备节水、节能、运行成本低、管理方便和房间利用率高等特点，一般应用于医疗、高校、电子化工等对水质要求高、用水量大、用水点多的场景，以及一些新建或改扩建的场景中。此外还可以结合医院的信息化管理要求，融入物联网和 AI 技术，在 PC 端进行操作以保障用水系统的运行，同时在移动端进行数据管理和监控，借助远程监控服务平台实现医院的管理和运行。

中央集中供水系统具备远程监测与控制功能，可连接多台远程监控显示终端设备，实现远程监控纯水系统各项运行参数。该系统自带数据接口，通过远程监控屏面板可以显示和控制所有功能，以实现远程主机参数设定和操作。远程监测的数据可以反馈回主机系统，储存并显示系统数据的监测及安全记录、主机内的水质数据、产水储水及分配等各项系统运行数据，这些数据还可以通过 USB 数据传输端口和 GLP 规范的 BMS/RS232/RS485 数据传输端口进行输出和打印，以保障主机及环路水质数据可查。系统环路中的水质监控数据记录还可以通过一体化的主机接口进行打印。

② 医院管道直饮水系统

医院作为人员密集度高、各类污染源多的一类场所，保障其饮用水安全十分重要。医院妇幼、儿科和一些特殊群体的门急诊用水性质较为特殊，向患者提供优质的饮用水更为关键。管道式直饮水系统通过集成设备集中生产直饮水，既保证了制水的效率和规模化，也便于对单点进行集中管理和维护。医院管道直饮水的工艺流程如图 17-15 所示。

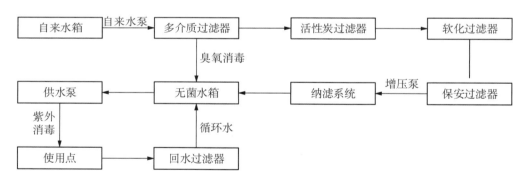

**图 17-15　管道直饮水工艺流程**

应用物联网技术的直饮水软件管理平台，能够对水质和设备运行状态进行全程监测，通过智慧化管理保证水质的可视化。将数据上传到工业互联网智能平台系统，还可以通过大数据技术对数据进行分析，实现当水质超出预设值或设备累计运行时间超出预设值时发出预警等更高阶的功能，以提醒运维人员及时进行维护，从而指导医院水系统的日常运维管理，同时为改进工艺技术提供数据支撑。应用物联网技术的直饮水软件管理平台，能够对全流程的运维进行规范化管理，同时饮用者可以通过扫描二维码实时查看水质情况。用户在手机端实时查看用水数据及用水点指示的界面如图 17-16 所示。

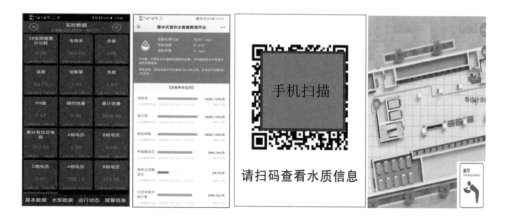

图 17-16　手机端 App 实时数据展示及用水点指示

③ 医院污水智慧管理平台及 AR/VR 巡检

为了保障医院污水处理系统稳定、高效、安全地运行,可以将处理系统与污水智能监测系统联合,实现自动化运行及监测工作,提升管理效率,降低运维风险。通过智能传感器或 PLC 控制模块可以采集污水处理的运行数据,并实时监测水质、水压、水位和流量等参数,进而实现对整个污水系统的运行状态和各项水质指标的智慧管理。

AR、VR 技术结合大数据和现实设备,能够实现地图导航、数字化巡检、优化巡检路线和远程交互等功能,从多个维度掌握医院污水处理设备的运行信息,实现数字化巡检和在线巡检。数字化巡检可以直接远程在大屏和电脑中按照设定的 VR 巡检工单进行巡检,并可查看相关的实时数据、历史数据和设备信息,如发现问题可在线填报工单,实现污水处理设备的远程巡检。

### 2) 应用价值

(1) 集中供水系统应用价值

① 节约人力成本及设备用房

每个单科室用水机房需要有专人管理维护,而集中供水系统总机房只需 1～2 人专管即可。中央集中供水系统设备间可设在地下层,机房设计在地下室或屋顶,无需为每个科室设计一个净水机房及相应配套设施,节约设备用房。

② 节能减排

采用集中供水系统能够将水资源的利用率提高一倍。单科室用水机的自来水利用率通常不到 50%(GB/T 19249—2003 标准为 30% 以上),另外 50% 以上的自来水成为废水,这些废水必须经过废水处理才能接入城市污水干管。日积月累,医院的自来水费和污水处理费是惊人的。该系统还具备污水回收系统,可以通过回收装置将水输送至纯水机房的原水箱,或输送至生活水箱、消防池等,真正做到节约水资源。

③ 降低运营成本

集中供水系统采用变频技术与动态降耗技术,能够大大节约电耗。虽然单科室用水机规格小,但功能齐全,单位纯水的耗电量较高,日积月累花费的电费也是惊人的。通过集中使用和统一更换,耗材的品种、规格与用量将大幅度减少,更换频率较低。

④ 提升医院设备信息化管理水平和效率

单科室水机的使用和维护需要各科室医务人员兼管,采用集中供水可以减少医务人员的工作量并提高工作效率。管理系统能够提供网络远程监控功能,支持实时故障报警与自动故障隔离,并配备网络可视化管理平台,提供历史数据存档,为医院BA 系统留下集成接口以便集中管理。

⑤ 符合绿色医院建设要求

系统设计符合《绿色建筑评价标准》(GB/T 50378—2019),集中净水机房设计在地下室或屋面机房内,用水点及科室内无动力设备、无噪声,给医务人员提供了安静的工作环境。一站式的集中供水系统可以科学美观地布置机房。在大型医院,特别是新建的综合型门急诊病房综合楼中,采用纯水集中制备、分质供应的方式,更能体现绿色环保节能理念。

(2)智慧供水管理平台应用价值

智慧供水管理平台能够对二次供水设施利用物联网进行智能升级与改造,通过搭建智慧管理平台对整个医院供水设施的水压、水量和水质等指标进行监控、检测和管理,逐步实现院区水系统的智慧管理,提高供水安全性。此外,还可以对供水数据进行采集和分析,同时为远程监控系统、能源监管平台对能耗使用情况的监管提供基础保障。为控制柜加装人机界面,能够让使用者更直观地查看设备运行状况、更改设备参数、调整设备状态,方便管理与操作,降低对人员的专业要求。

利用智慧供水管理平台能够实现精细化管理,通过设定机构职责、节水规划和制度以及考核目标,对计量设备、管网等资产进行可视化管理,以线上或线下的方式展示用水评估结果。利用该平台还可以进行日常巡检、预警处理和故障维修。

通过建立智慧供水管理平台,能够在医院的智慧供水领域起到很好的示范作用,增强同类医院对节能降耗、安全供水、智慧化管理的意识。同时还能够改善医院的基础服务设施,提升用水安全性和院区医患的满意度。

(3)集中式直饮水系统应用价值

① 提升管理效率

直饮水管理平台依托于先进的工业互联技术,将底层物理系统层、传感执行元器件、控制层、信息层及业务应用和决策层彻底融合在一个系统中,使管理更加方便、智能,不仅有效满足了直饮水设施的监控需求,同时大大提升了医院对直饮水设备的管理能力和服务效率,降低了运维成本。

② 保障水质

在集中式直饮水系统中,能够对水质、水量等关键参数进行实时在线监测,数据采集周期为 1～3 秒,并可实现远程实时查询,保障水质安全。该系统还具有设备故障预警和自诊断功能,能够将预警和诊断信息自动推送到运维人员的手机端,保障了设备的运行安全。

③ 提升水质

集中式直饮水处理系统共有九道处理工艺,其中核心的处理工艺为纳滤,该处理方式可去除水中的重金属、盐类物质、污染物、农药和细菌等有害物质,同时又能适当保留有益的矿物质,改善口感。

④ 提升医患满意度

直饮水能够更加方便快捷地满足医护人员和病患多样的饮用水需求,不仅在安全健康上有实质性保障,在口感上也做了较大提升,能够为医护工作人员和病患的用水稳定和水质安全提供保障,进而提升其满意度。同时该系统还能提升终端开水机的出水供应能力,从而缓解高峰期用水排队时间长的问题,提升护工和患者的用水效率与体验。

（4）污水智慧管理平台应用价值

使用污水智慧管理平台能够使生产过程可观测、设备状态可监视、运行数据可记录、工艺参数可调节、设备投入可调配、产品质量可控制、人员安全可保障和事故原因可追溯。仪表和自动化控制系统的运行目标是控制污水处理质量,在满足污水处理数量和质量的前提下,减少能源和物料消耗,减少运维管理人员,使污水管理逐步趋于无人化。

污水智慧管理平台能够在保证排放的医疗污水达到国家排放水质要求的同时,降低污水处理成本,减轻劳动强度,改善操作环境,促进技术进步,发挥通信网络技术的优势,实现资源共享,提高运营效率及管理水平。据分析,应用污水智慧管理平台能够产生以下四个方面的效果。

① 节能:综合能耗、药耗、水耗相比同级别医院污水管理降低 25%。

② 增效:综合人员利用率、管理效率提升 90%。

③ 弹性:应对水量负荷区间增大 10%。

④ 安全:运行稳定,平均无故障时间延长 30%。

### 3）智慧水系统造价分析

智慧水系统需要建设底层感知体系，以感知水量在医院从供到排整个生命周期内各个环节和节点的多维数据。这些数据通过院区内部的网络或物联网通信技术传输至数据中心，由数据中心对数据进行清洗处理与分析，最终结果呈现在各终端应用中，以辅助指导不同角色人员的日常生活工作。

与医院传统水系统建设对比，建设智慧水系统需要建设：①底层感知体系；②院区通信网络；③数据服务中心；④平台及终端应用。

下面以医院饮用水为例，分析桶装水、分散式直饮水和集中式直饮水的造价。

以一栋18～20层的住院楼为例，医患总人数在2 000人左右，按照标准，人均饮水定额为2升/（人·天）。接下来分别对桶装水、分散式直饮水、集中式直饮水的成本进行测算。

（1）桶装水

以桶装水为例，主流规格为18.9升/桶，价格在10～20元/桶之间。折合吨水价格为529～1 058元/吨。人均年使用成本在386～772元之间（按每人每天2升饮用水的定额计算）。

（2）分散式直饮水

分散式直饮终端机中，具有物联网功能的单台采购价在2万元左右，年维保费约为4 000元/台。凭据设备的使用寿命在5年左右。

（3）集中式直饮水

集中式直饮水机设备的投入在150万元左右，其中管路成本变化较大，水管井与用水点的远近也会在很大程度上影响造价。集中式直饮水设备使用寿命在20年左右。

基于以上数据进行测算，人均年饮水费用结果如表17-6所示。

**表17-6　智慧系统人均年饮水费用分析**

| 设备类型 | 设备单价（万元） | 设备数量（台） | 初期投资（万元） | 年维护费用（万元） | 设备使用寿命（年） | 年使用费用（万元） | 每人每年费用（元） | 备注 |
|---|---|---|---|---|---|---|---|---|
| 桶装水 | | | | | | 95.2 | 579 | 18.9升/15元 |
| 终端机 | 2 | 40 | 80 | 8 | 5 | 24 | 120 | 维护费用2 000元/台，年 |
| 集中式 | 150 | 1 | 150 | 5 | 20 | 12.5 | 62.5 | |

从表17-6中可以明显看到，集中式直饮水的人均饮水费用较桶装水出现了大幅下降，较分散式直饮水也有近50%的成本下降。

## 17.4 应用建议及发展趋势

### 1）应用建议

（1）纯水

二级以上医院需要医用水供给的科室一般有近 20 个，如果按常规分体式制水设备进行配备，设备数量总台套不少于 30 台套。采用医用集中供水系统则可以用一套设备集中制水，产品水通过分布式管路系统向各用水点供应。经测算，集中供水系统与单科室纯水机设备成本相当，仅增加了管路延长的成本投入。

对于医院的水系统建设，主要提出以下几点建议：

① 医院纯水集中供应系统符合"绿色医院"建设标准，是整体医院建设中不可缺少的一环，因此需要在医院前期规划、设计和建设中就进行考虑。

② 统计各科室的医用纯水需求时，在考虑医疗设备和治疗技术对纯水的不断需求前，还需预留部分余额水量。

③ 在设计过程中，预留纯水集中供应系统的机房，水电，管井等配套条件。

④ 根据医院各科室不同的用水标准，合理采用不同的制水工艺路线。

⑤ 结合医院的信息化管理要求，融入物联网和 AI 技术，在 PC 端进行操作保障用水系统的运行，同时在移动端进行数据管理和监控，借助远程监控服务平台实现医院的管理和运行。

总之，在医院新建或改扩建工程中，如有多个部门都需要纯水，为节约投资、使用面积、人力资本和今后的运营维护成本，建议采用集中供水系统。在整个工程项目中，医用集中供水系统的投资比重并不大，但涉及的使用科室较多，科学使用能够对医院节约今后的运行成本大有益处。

当前，国家正在大力推进绿色发展和环保生态，综合医院的绿建显得尤为重要。

（2）供水

① 新一代信息技术发展为医院提供更加安全稳定供水服务

新一代信息技术创新异常活跃，互联网、大数据、人工智能等技术和水务技术融合的步伐不断加快。水务技术的发展为医院安全、稳定供水提供了有力保障，为预防供水事故、快速排查供水设备故障、降低医院运维难度和解决专业人员缺失等问题提供了技术支持手段，是对医院供水服务发展新模式的探索。

② 解决医院"最后一公里"供水水质问题

住建部、发改委、公安部和国家卫生计生委四部委联合发布了《关于加强和改进城镇居民二次供水设施建设和管理确保水质安全的通知》(建城〔2015〕31号),将保障二次供水安全提升到了改善民生和国家反恐的战略高度。要利用有效便捷的消毒技术和水质监测有力保障医院供水水质的安全,快速发现水质的异常突变,按照应急预案对问题进行追溯和排查,以避免发生水质安全事故。

③ 可持续发展背景下医院的节能降耗供水系统建设

我国是一个水资源相对贫乏的国家。《中国节水技术政策大纲》中指出:"加强节水法制建设和行政管理、重点节水技术的研究和开发,应列入国家中长期科学和技术发展规划纲要及相关国家科技开发计划。建立发展节水技术的激励机制和约束机制。建立节水产品认证制度,规范节水产品市场。开展节水宣传教育活动,采取各种有效形式,开展节水技术科普宣传,加快节水技术的推广。"可以结合新兴技术优化医院的供水机制,降低供水设施能耗。利用计量、管道漏损在线侦听等终端物联网设备,打造全面的感知体系,有效降低供水环节中的漏耗,实现医院水量的长效、精细化管理。

④ 医院的供水服务的智慧管理系统平台

使用平台对医院供水系统涉及的软硬件进行高度集成,以及时、互动、整合的方式对信息进行感知、传递和处理,能够实现对医院涉水事务方方面面信息的全面感知。利用云平台和移动设备,实现信息之间的无缝连接,使管理与服务有机、协同运作。深入结合大数据技术,构建数学模型提取有价值信息,为医院后勤工作提供强大决策支持,强化医院供水管理的科学性和前瞻性。将工程建设与智慧化应用协同推进、紧密集成,构建智慧水务应用安全保障体系。

(3)直饮水

集中式直饮水的规模效应明显,水资源综合利用率高,同时还提高了管理效率,投资回报率高,是医院饮用水发展的一个趋势。

① 集中式直饮水适用于集中饮水且达到一定饮水量的场景

在人员密集的住院楼、门急诊区域,饮水需求量大且饮水时间相对集中。分散式直饮水的供水能力不足,若依靠增加布点来缓解供水能力问题,会造成投资成本和占用空间增加,运维难度提高等不经济现象。集中式直饮水工业级的供应能力能够有效保障集中饮水的需求。

对于饮水量小的独立区域,可以综合评估集中式直饮水布管的成本与收益,考虑是否接入集中式直饮水系统,抑或单独设立分散式直饮水进行补充。再由统一软件平台进行监控、运维和管理。

② 集中式直饮水可在现有院区的改造中实现

在现有院区中亦可设置集中式直饮水,但在改造时需提前确认:

a. 主机泵房：配置合适的集中式直饮水主机泵房是一个相对烦琐的过程，一方面医院建筑用房本身比较紧张；另一方面直饮水主机安置的要求条件使泵房选择成为一个困难点。

b. 现有管井与各用水点的相对位置：水管井与用水点的相对位置会在很大程度上影响造价。

c. 管路的施工：管路施工往往要经过病患区域，需协调医护工作者，同时也要做好患者的解释说明工作，合理规划施工时间段。譬如在节假日等人员相对较少的时段进行打孔和管路改造，减少对患者休息和治疗的影响。

d. 直饮水产生浓水的回收：直饮水系统产生的浓水被收集后，是否具有直接的再利用用途，受制于医院现有的条件。

③ 新建项目更利于集中式直饮水的布置

在新建项目中可以考虑将直饮水主机与生活二次供水泵房放置在一起，便于获取水源的同时，也能节省占地面积，便于统一管理。在管路设计过程中可以优化长度，施工中也能避免对医患的解释沟通。产水的浓水可以纳入医院的中水等系统，实现水资源有效利用。也可以与其他纯水等系统综合考虑设置。

④ 集中式直饮水中浓水的综合利用

集中式直饮水产生的浓水可以直接接入医院的中水、雨水等系统，加强水资源的综合利用率。

⑤ 水质在线监控

集中产水可以通过定时循环、管路消毒、终端紫外、加热杀菌等措施来确保水质安全。同时利用物联网技术，水质可实时在线监控，提高了饮用水的安全性。

（4）污水

① 医院污水作为中水回用是未来趋势

我国水资源日益缺乏，节水、水资源循环利用将会涉及各类用水环节，医疗机构也不例外。在重新修订的《建筑中水设计规范》中，将医疗机构（除治疗结核病、传染病等的医疗机构）的污水作为中水水源，由原来的"不宜"修正为"不限制"。因此，对医疗机构经过处理的污水进行回用将会是一个必然的趋势。

② 对污水处理工艺的要求不断提高

工艺技术的选用要有一定的超前性。医疗机构污水的回用势必要求污水处理工艺的同步提升。在更高程度的去除 COD、BOD 等生化指标的基础上，医疗机构污水处理工艺也向满足脱氮除磷的方向发展。

由于存在针对医院污水中的药物残留和特殊疫期污水中超强的病原微生物等的同步去除需求，后端的深度处理工艺尤为重要。

③ 对废气处理的要求

常用的医疗污水尾气除臭装置有以下几类，其原理作用各不相同。

a. 活性炭吸附塔（罐）（除臭）

b. 高能离子氧化装置（除臭、消毒）

c. 臭氧氧化/紫外光催化除臭装置（除臭、消毒）

d. 生物除臭塔（除臭）

e. 干式化学除臭装置（除臭）

单独的工艺装置通常难以达到理想效果，一般需要采用两种以上工艺进行组合，如：

a. 生物除臭塔＋氧化除臭装置（占地大、运行费用低）

b. 氧化除臭装置＋活性炭吸附塔（占地小、活性炭更换频繁）

c. 干式化学除臭＋臭氧氧化/紫外光催化除臭（占地小、运行费用高）

对于医院的污水废气处理，推荐活性炭和紫外线结合的方式，能够彻底达到脱臭及杀灭细菌的目的。

④ 对污泥处理的要求

对于规模较大的医院，污泥不仅需经浓缩和消毒处理，还需经压滤机脱水和干化成泥饼后才能外运处置。

⑤ 对智能自动化控制系统的要求

医院可以根据污水处理的工艺流程、工程规模及管理水平确定自动控制水平。

a. 各种污水处理电气设备要在总电控柜上进行集中控制，采用 PLC 可编程序控制器，自动控制机械设备的定时、自动启停和互相切换工作。

b. 消毒剂的投加量、投放时间段均可根据在线监测设备的测定结果实现自动调整。

c. 采用工控机进行集中监控，在工控机显示器上能显示污水处理工艺流程图、主要设备的运行状态、各设备的参数、设备报警及维修记录等画面，并打印报表。操作人员在控制室内通过操作站的管理平台即可完成整个工艺系统的启停控制、设备运行状况的监视及异常工况的处理。

⑥ 对在线监控系统的要求

由于医院污水具有传染性，为减少运行人员对现场的接触，降低传染机会，在医院污水处理工程中，应采用自动化水平较高的设备进行控制。对规模较大的医院，要求完善流量在线监测仪、COD 在线监测仪和余氯在线测定仪已成未来发展趋势。

⑦ 对管理的要求

医疗污水处理的管理是一项复杂的系统工程，涉及生态环境、卫生健康、水务住建等多部门共同监管。为全面提升医疗机构污水的综合治理水平，保障人民群众生命健康安全和生态环境安全,可以通过"互联网＋监管"的模式,建立医疗机构污水处理智慧化在线监测监督平台,实现对各级医院、社区卫生服务中心、门诊部、口腔诊疗机构等大、中、小各类医疗机构污水排放的统一监管,进而有效提高医疗污水排放监管效能。

各部门之间的协同管理,不仅能建设和改造医疗机构污水处理的智慧化、标准化、规范化设施,同时也能实现医疗污水在线实时监测信息共享平台的 24 小时全覆盖监管。

### 2) 发展趋势

新冠疫情的爆发,充分暴露出我国现有医疗与公共卫生体系的不充分、不合理、不平衡等诸多问题。实际上,除北上广深等发达城市外,许多大城市的三甲医院数量不足、设施配套不到位,中小城市各级医疗资源的配置更是不齐全、不合理,医疗设施和医治水平参差不齐。因此,有专家提出"国家应该要像修铁路和高速公路一样,修建中国公共卫生领域的基础设施"。目前,智慧医院的建设方兴未艾,"智能＋医疗"的结合将给国内医疗领域带来巨大的机遇。

从现代医院建设发展的趋势来看,绿色医院、智能医疗已成主旋律,医院用水同样难以置身事外,独善其身。作为医院的基础设施之一,建设智能信息化的水系统是医院必然的发展方向,建立智能监控、人机交互、信息透明、精准维护、稳定运行的创新型水系统是智慧医院的发展趋势。虽然物联网系统与传统系统相比建设成本略高,但从长期运维及管理角度来看,物联网系统具有其他系统无可比拟的技术优势。因此,"物联网＋水系统"已成发展趋势。

整个水系统架构需要秉承多项技术融合和应用创新,通过各种设备和装备建立医院整个水系统的服务和安全体系,搭建医院水系统感知体系。要以物联化、集成化、智能化为主要技术路线,以服务创新为导向,将智慧导入医院的各个系统、过程和基础设施中,持续完善基础数据共享平台,逐步实现院级管理信息系统之间的信息共享,推进面向移动终端的信息化服务,进一步提升医院的服务水平。

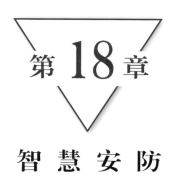

# 第**18**章

# 智 慧 安 防

## 18.1 现状、问题和需求

### 1) 现状

（1）国家、行业和地方相关安防标准情况

2015年国家颁布了《医院安全技术防范系统要求》（GB/T 31458—2015）。标准规定了医院安全技术防范系统的基本要求，防护对象及防护要求，系统技术要求以及检验、验收、运行和维护要求。适用于二级（含）以上医院（包括综合医院、中医医院、中西医结合医院、民族医院、专科医院、康复医院及妇幼保健院等）新建、改建和扩建的安全技术防范系统。

在此前后，全国多个省市，包括北京、上海、天津等针对医院陆续推出了医院安全防范的地方标准。2017年，上海申康医院发展中心也推出了《市级医院安全技术防范系统建设指导意见》。

相关标准明确了医院防护区域、部位和相应技术防范要求；技术防范要求则明确了系统设备、功能和性能指标要求以及多院区时的监控中心和联网管理要求；上海申康医院发展中心的《市级医院安全技术防范系统建设指导意见》还提出与属地派出所联动、移动端协同管理和处警的要求。

截至2021年2月，公安部全国安全防范报警系统标准化委员会（SAC/TC100）归口发布的相关安全防范标准已达237项。其中国家标准67项，公安部行业标准170项。

（2）国内医院安防系统建设情况

目前，全国医院智慧安防系统建设仍处于起步阶段，尚有部分医院安防监控设备的高清化改造未完成。对于新兴技术的应用,地域性的差异比较明显,东南部沿海地区城市及其他一线城市相对走在全国的前列。

以上海市为例,据最新调研数据显示,整体安全防范管理系统(视频监控、门禁管理、入侵报警等)建设完备度已达70%以上。而在安全防范管理系统中,视频监控及消防系统建设情况较好,可达90%以上。但总体上来说,新兴技术的应用仍有待推进。

### 2) 问题

(1) 系统建设规划

从安防系统建设角度看,目前大部分医院已经完成了一些基础安防系统建设,如报警系统、视频监控系统和出入口控制系统等。但从安防系统建设目标——医院风险防范的角度看,已建系统实际覆盖了多少风险,这是值得思考的。

一般而言,安防系统建设程序为:风险评估—系统规划立项(确定防范与建设目标)—系统设计和实施—系统检验验收—系统运行与维护。系统建设的目标是消除和降低风险。

经过调研,医院安防系统建设规划中存在的主要问题是,需要对医院安防风险进行评估,并形成相应防范管理业务。换句话说,需要通过风险评估,清楚地了解医院安防的风险点,并确定相应的防范管理措施。

(2) 系统技术

经过调研,医院安防系统技术方面存在的主要问题如下。

① 基础设施需要升级。如:目前部分医院高清视频监控改造尚未完成,还有一定数量的模拟摄像机,清晰度无法达到相应的要求等。

② 已建系统大多存在信息孤岛问题。如:视频监控、入侵报警和出入口控制等系统,无法实现系统之间的有效联动,影响安防风险的有效管理。

③ 新兴技术应用不足。医护人员人身安全、医院财产安全,以及医院特有的毒、麻、精、放等存储场所都存在风险,而目前新兴技术的应用程度无法有效覆盖大部分风险。

(3) 与国家、行业和地方相关安防标准要求的符合性

国家、行业和地方相关安防标准要求都对医院风险部位和区域做了界定,对报警系统、视频监控系统、门禁系统等安防子系统的技术要求、性能指标以及系统运维等也做出了相应规范要求。

经过调研,医院安防系统建设在与相关标准要求的符合性上,存在的主要问题是:

① 安防系统点位布置不满足标准对医院相关场所的防护要求;

② 安防系统技术指标、参数性能、工作要求等尚未达到相关标准要求；

③ 系统运行与维护没有完全按相关标准要求执行。

### 3）需求

医院安防管理面临的主要需求：一是，针对近些年来时有发生的暴力伤医、涉医群体事件、倒号黄牛、黑殡葬、黑护理、盗窃案件、火灾等事件，如何梳理安防风险管理业务，通过安防技术手段进行有效预警和管控？二是，医院安防系统建设如何按照国家、行业和地方标准落地实施？安防系统建设情况不一、集成度不高，特别是缺乏统一的、面向医院安防管理需求的信息化管理平台。三是，标准界定重点风险部位所涉及的人、财、物的防范要求，评估相应风险，并梳理相应的安防风险管理业务。

总之，医院安防管理需要规划和设计包括新兴技术应用在内的安全防范系统，实现对相应风险的有效预警和管控。

## 18.2 系统设计简介

### 1）基本设计

（1）系统设计要素

安防系统设计要素包括探测、延迟、反应。其中，探测是指系统设计时，应考虑系统的风险感知能力，风险感知能力是人防、物防、技防相结合的综合体现。延迟是指设计的系统应具有足够的延迟风险进程的能力。反应是指设计系统时，应考虑相关警情信息及时送达处置人员，以保证处置人员具有足够的处置响应时间。

系统设计要素之间有时序要求：$T_{探测} + T_{反应} < T_{延迟}$，即感知到风险的时间与反应（处置）时间之和要小于风险延迟时间。

安防系统设计三要素的具体内容如图 18-1 所示。

（2）主要的设计依据

① 评估的风险清单，以及由此形成的设计任务书。

② 主要依据的标准，包括《医院安全技术防范系统要求》（GB/T 31458—2015）、《市级医院安全技术防范系统建设指导意见》《重点单位重要部位安全技术防范系统要求第 11 部分：医疗机构》（DB31/T 329.11—2019）。

（3）重点防护部位和防护要求的确认

① 纵深防护设计，考虑医院周界/大门到内部的门急诊、住院部、行政办公楼和

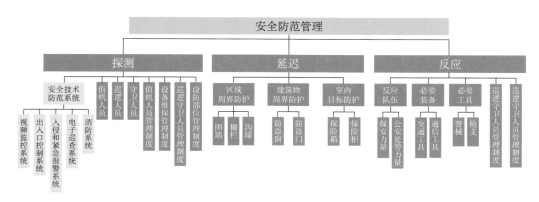

图 18-1    安防系统设计要素示意图

重要物品仓库等出入口,再到具体风险部位防护。

② 根据相关标准和医院实际情况,确认防护部位清单和要求清单。

③ 根据相关标准和医院实际情况,确认系统构成清单。

④ 根据医院实际情况,以及相应技术成熟情况,确认选用相应的新兴技术。

（4）安防管理业务梳理

梳理安防管理业务,包括应对医闹等突发事件时线上与线下的协同处置（如有条件的话,还可考虑与所辖公安机关联网处置）、重点风险区域的出入认证管理、重点风险部位的线上巡查、系统设备自动运维及安保人员履职检查等。

（5）系统安全性设计要点

系统设计时,需要考虑系统自身的安全性,即设计应用的系统需要具有保证系统完整性和数据完整性的能力。

其中,系统完整性包括系统部件的物理安全和系统的访问控制安全,数据完整性包括数据丢失防范和数据修改防范。

## 2）具体设计

（1）设计目标

建成支撑医院安全防范管理业务的信息化系统。具体可以描述为以下三个方面的支撑:

① 面向医院安防风险管理业务需求。

② 医警联动监管、协同处置（可能的话）。

③ 线上与线下、中心与云端协同。

（2）医院安防管理业务

根据我们的经验,在医院安防管理中,有诸多重要的安防管理业务要求。

① 医院突发事件的紧急报警处置管理

用于医院突发事件发生时,警情信息汇总、处置人员调动、处置结束汇报等的应急指挥、处置等。

② 重点风险部位报警处置管理

用于医院重点风险部位(如:毒、麻、精、放,以及重要病理档案等物品保管存储部位)遭到入侵和紧急报警系统探测到警情时,及时通知监控中心、院内保安人员以及相关安保责任人进行图像联动、信息推送、处置信息共享等协同处置。

③ 医院重点风险部位的日常线上巡查管理

用于医院重点风险部位视频巡查管理。由医院安保负责人根据管理要求,制定巡查任务并通过系统下发到安防监控中心,由值机人员通过系统执行巡查操作,并在系统中自动形成巡查报表等,以期尽早发现安全隐患,防患于未然。该管理业务可在一定程度上替代人工巡更管理。

④ 医院重点风险部位的专项合规检查管理

用于医院根据管理要求,对医院重点风险部位安防管理进行合规与符合性等的专项检查,并进行评价和结果报告。由相关职能部门负责人在系统中导入检查项,或相关国家(行业)管理标准,并下发到相关检查人员移动端,由检查人员进行检查、汇总,系统自动分析和评价等。检查项包括文字、照片、视频、机构、检查人员及位置等相关信息。

⑤ 医院重点风险部位人员、物品出入的认证管理

用于医院根据管理要求,针对重点风险部位(如:贵重药品库等)的人员出入,增加异地授权控制的管理。系统自动记录人员出入、授权等全过程,强化医院重点风险部位的安全防范风险管控。

⑥ 医院安保人员履职管理

用于医院根据管理要求,针对安保人员履职情况的检查监督管理,包括人员到岗、任务执行等情况的检查,并形成包括照片、文字、视频、人员和位置等在内的履职检查报表等。

⑦ 医院安防系统设备运维管理

用于医院安防系统设备的运行状态、故障等的自动监测、报警和通知线下人员维护等的管理。如:视频监控系统数据存储天数等的自动检查、设备故障的监测报警和报修等。以期最大限度通过系统的自动化设计,保证安防系统和设备自身的稳定运行。

(3)系统架构设计

医院安防管理系统正在逐步向智慧化、数据化转型。考虑到接入的系统种类越来越多,系统所承载的使命越来越多,同时考虑到系统未来的发展趋势将系统划分为五

层,分别为:物联感知层、网络传输层、业务应用层、业务数据层和数据指标层,如图18-2 所示。

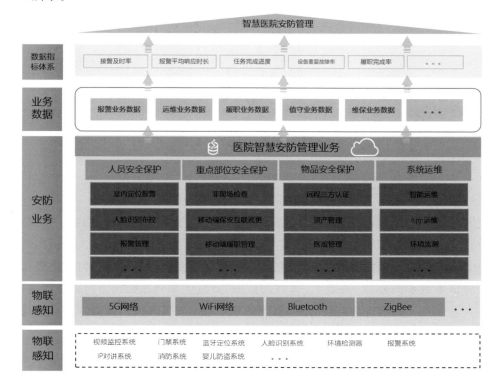

图 18-2 医院安防管理系统架构示意图

① 物联感知层

将网络摄像机、报警主机设备、门禁主机设备、外围设备、环境数据采集和智能AI 设备等设备抽象为系统物联感知层。通过对抽象层的管理,系统平台可很好地实现兼容与管理各种压缩技术的数字监控产品、各种操作系统的数字监控产品(嵌入式、视频服务器、网络摄像机等)、各种报警设备、各种门禁设备和各种外围设备(矩阵、云台、智能设备等),并确保系统健壮性。

② 网络传输层

该层主要集中了网络传输设备,用于物联感知层与业务应用层之间的信息交互及物联感知层系统内部的信息传递与交互。常见的网络链接方式有 5G 网络、局域网以及用于物联的 Bluetooth 和 ZigBee 等网络形式。

③ 业务应用层

结合医院安保部门职能划分,将安保业务划分为三大类,分别是人员安全、风险部位安全及物品安全。每一类中分别以不同业务功能予以支撑,是面向安保值守人员的应用交互层。

④ 业务数据层

业务数据层将不同业务系统的数据按照统一标准进行分类整合、清洗后，形成数据存储仓，并对外提供标准数据接口进行数据交互。

⑤ 数据指标层

该层将来自业务数据层的数据按照安防业务管理需求进行统计分析，然后从多种角度以指标分数及统计结果的方式进行数据图表式呈现。医院管理者可借此辅助管理决策。

（4）子系统功能设计要求

① 视频监控系统

视频监控系统是医院安全防范管理系统的重要子系统，可实现医院重点区域和部位的实时视频监控、记录以及案（事）件的追溯等。一般包括视频监控前端设备、传输链路、处理/控制设备和记录/显示设备四部分组成。如表 18-1 所示，该系统应满足以下功能要求。

表 18-1　视频监控系统功能要求

| 序号 | 功能/性能 | 要求 |
|------|----------|------|
| 1 | 与安全防范管理系统间的通信协议 | 应能通过摄像机/存储设备的 SDK 开发包，或者通过 ONVIF 协议等实现与安全防范管理系统间的信息传输、交换、控制；<br>需要与公安机关连接的，系统传输协议应满足《公共安全视频监控联网系统信息传输、交换、控制技术要求》(GB/T 28181—2016)的要求 |
| 2 | 转发到公安机关的监控视频 | 医院接入公安机关的监控视频，应位于医院公共部位，应符合《公共安全重点区域视频图像信息采集规范》(GB 37300—2018)的要求 |
| 3 | 电子地图 | 系统应能采用电子地图和菜单查询等多种方式，标识监控点位的摄像机，包括监控点位的布防图、所在楼宇、楼层的建筑布置图、存储设备布置图，以及入侵和紧急报警、出入口控制等系统联动位置图等；<br>可批量自动添加前端监控摄像机，获取相关监控点位信息，可添加、编辑监控摄像机点位、设置调阅和下载相关点位权限等管理，可查看相关监控摄像机视频等 |
| 4 | 监控图像信息调阅、下载与控制 | 可在监控中心或分控端查看到监控摄像机实时视频图像信息、录像视频信息；<br>可在监控中心或分控端实时控制快球摄像头的旋转、聚焦、放大缩小；<br>可在监控中心或分控端读取或查询前端设备、中心服务设备等的故障报警信息 |
| 5 | 报警联动 | 应能在入侵和紧急报警、出入口控制、消防等子系统触发警报后与视频监控系统联动，进行相关警情的视频复核和现场实时情况显示。报警信息与图像联动响应时间应小于或等于 4 秒 |

| 序号 | 功能/性能 | 要求 |
|---|---|---|
| 6 | 语音对讲 | 应能与报警现场进行语音对讲 |
| 7 | 管理业务与流程以及预案部署 | 可根据管理要求设置和部署应急预案,预案执行过程的视频、语音对讲和处置方法可记录;<br>可根据管理要求设置和部署管理业务和管理流程,管理业务执行过程的视频、语音对讲和处置方法可记录;<br>操作应可视化、人性化的人机交互 |
| 8 | 性能指标 | 视频图像监视、记录图像分辨率应大于或等于 1 280×720,水平分辨力应大于或等于 600 线;单路监视图像显示帧率应大于或等 25 fps。<br>视频图像保存时间应大于或等于 30 天。针对重点部位视频图像保存时间宜大于或等于 90 天。经复核后的报警图像应长期保存。<br>断电后续电时间:2 小时。<br>其他应满足《安全防范工程技术标准》(GB 50348—2018)、申康中心《市级医院安全技术防范系统建设指导意见》等标准的相关要求 |
| 9 | 扩展 | 可实现移动端(手机、iPAD 等)的报警和管理 |

② 出入口控制系统

出入口控制系统为医院安全防范管理系统的重要子系统,可实现医院重点区域和部位的出入口、通道等的出入进行放行、拒绝、记录和报警等操作控制。主要包括目标信息/凭证(如:钥匙、门禁卡、指纹、人脸和密码等)、前端识读装置、管理控制装置、传输链路及执行装置(如:锁具、闭门器等)等构成。如表 18-2 所示,该系统应满足以下功能要求。

表 18-2　出入口控制系统功能要求

| 序号 | 功能/性能 | 要求 | 备注 |
|---|---|---|---|
| 1 | 与安全防范管理系统间的通信协议 | 应能通过出入口控制系统 SDK 开发包,基于管理主机数据库等方式,实现与医院安全防范综合管理系统间的传输、交换、控制 | 其他要求应符合《市级医院安全技术防范系统建设指南》的相关要求 |
| 2 | 逃生要求 | 出入口控制系统应满足紧急逃生时人员疏散的相关要求;<br>当通向疏散通道方向为防护面时,系统应与火灾报警系统及其他紧急疏散系统联动,当发生火警或需紧急疏散时,人员不使用钥匙应能迅速安全通过 | |
| 3 | 出入控制信息 | 应具有对时间、地点、进出人员等信息的显示、记录、查询及打印等功能,记录存储时间应大于或等于 180 天;<br>出入事件、操作事件、报警事件等存储及报表的生成 | |
| 4 | 权限/操作配置 | 可设置不同权限的受控区;<br>可批量修改门禁管理系统相关人员权限,统一下发;<br>可按组织添加、按规则添加人员与分组,实现新增、修改、删除和查看功能 | |

（续表）

| 序号 | 功能/性能 | 要求 | 备注 |
|------|-----------|------|------|
| 5 | 门控制与状态监测 | 可在电子地图上实现出入口控制系统的每个门的控制与启闭状态的监测 | 其他要求应符合《市级医院安全技术防范系统建设指南》的相关要求 |
| 6 | 与消防系统/视频监控系统联动 | 应在消防系统报警时，联动控制相关部位的控制装置、监控视频系统相关点位的视频，进行复核与出入口控制 | |
| 7 | 性能指标 | 断电后续电时间：大于或等于 48 小时 | |

③ 入侵和紧急报警系统

入侵和紧急报警系统为医院安全防范管理系统的重要子系统，可实现医院重点区域和部位的入侵探测和紧急/突发事件发生时的报警。主要包括前端探测装置（紧急报警按钮、红外、双鉴等探测器等）、传输链路、控制指示设备（网络型/电话型报警主机）等。如表 18-3 所示，该系统应满足以下功能要求。

表 18-3　入侵和紧急报警系统功能要求

| 序号 | 功能/性能 | 主要要求 |
|------|-----------|----------|
| 1 | 与安全防范管理系统间的通信协议 | 可通过基于 RS485 串口通信的 MODBUS 标准协议、基于防盗报警系统上位机组态的 OPC 协议、基于 RS485 或者以 IP 网络自定义的其他开放协议，实现与医院安全防范综合管理系统间的传输、交换、控制 |
| 2 | 探测报警 | 应具有入侵探测、紧急报警、防破坏探测和故障识别等功能；报警后现场应能联动声光报警，再监控中心应能联动报警现场视频、报警位置、防区的平面布置图等信息 |
| 3 | 显示 | 应具备各种状态显示功能：正常状态、布撤防状态、告警状态和故障状态等 |
| 4 | 控制 | 应具备操作权限、全部或部分探测回路设防与撤防、部分探测回路的旁路、瞬时防区和延时防区、添加/更改个人授权代码、查询事件日志、系统复位和向远程中心传输信息或取消等功能 |
| 5 | 记录/查询 | 应能记录显示，并查询所列事件（包括报警、故障、被破坏、操作等）、控制功能所列编程设置等信息，操作人员的姓名、时间等信息（包括开机、关机、设防、撤防及更改等），警情的处理信息（包括事件发生时间、地点、性质等），维修记录信息等功能；入侵和紧急报警系统应能自动循环覆盖原有记录，且能存储最近的 400 条独立事件；系统供电电源断电后，存储功能的事件数据最少应能保持 30 天时间 |

（续表）

| 序号 | 功能/性能 | 主要要求 |
|---|---|---|
| 6 | 性能 | 按传输模式：<br>- 分线制、总线制和无线制系统：不大于 2 秒；<br>- 基于局域网、电力网和广电网系统：不大于 2 秒；<br>- 基于市话网电话线系统：不大于 20 秒。<br>按系统结构模式：<br>- 单控制器模式：不大于 2 秒。<br>- 本地联网模式：<br>  • 一般部门不大于 10 秒；<br>  • 重要部门不大于 5 秒；<br>  • 要害部门不大于 2 秒。<br>- 远程联网模式：<br>  • 一般部门不大于 20 秒；<br>  • 要害部门不大于 10 秒 |

④ 电子巡查系统

电子巡查系统是安全技术防范系统重要子系统之一，是对保安巡查人员的巡查路线、方式及过程进行管理和控制的电子系统。适用于一切需要针对预定的场所、部位，进行定时、定点巡查的场所。主要有信息标识、数据采集、数据转换传输及管理软件等部分组成。如表 18-4 所示，该系统应满足以下功能要求。

表 18-4　电子巡查系统功能要求

| 序号 | 功能/性能 | 主要要求 |
|---|---|---|
| 1 | 与安全防范管理系统间的通信协议 | 可通过 Web service，OPC，ODBC，或其他开放协议等方式接入医院安全防范管理系统，实现与医院安全防范管理系统间的传输、交换、控制 |
| 2 | 巡查计划编制 | 应能编制巡查计划；<br>应能设置多条不同线路编制巡查计划，包括巡查区域、路线进行、巡查时间、地点及人员等信息 |
| 3 | 查询统计 | 可按时间、地点、路线、区域、人员及班次等方式对巡查记录查询、统计；<br>可按专项要求（迟到、早到、错巡、漏巡或系统故障等）对巡查记录查询、统计 |
| 4 | 警示 | 在线式电子巡查系统，管理终端在巡查计划时间内没有收到巡查信息，或收到不符合巡查计划的巡查信息应有警情显示；<br>在线式电子巡查系统，管理终端收到设备故障或/和不正常报告应有警情显示；<br>在线式电子巡查系统，当巡查人员发生意外时，宜具备向监控中心紧急报警的功能 |

## 18.3 智慧安防新兴技术的应用

### 1）人员安全保护应用

人员保护相关应用主要是为了保障医院工作人员及患者的人身安全，如医护人员、妇产科的婴儿等。利用新兴技术提供更加便捷的报警手段，同时监控中心加保安移动端的联合处置使响应更加快捷。

（1）医护人员室内定位紧急报警

医院是人员流动非常复杂、密集的公共场所。在国内医院，已发生多起医闹直至伤医的案件，事件发生往往不是在固定场所。

传统紧急报警装置都是固定位置安装，当医护人员的人身安全受到威胁时，很有可能离医院所设置的紧急报警装置较远，导致无法在第一时间发出报警和警情位置信息。

通过部署基于蓝牙定位技术、Wi-Fi定位等技术的室内定位设备，以及置于手环、胸牌等移动设备中的I/O、蓝牙广播器件等实现定位、信号互联和警情发送。在医院门急诊、住院部、办公等楼宇设置室内定位设备，每个医护人员配置报警定位手环或胸牌，每个保安人员配置安装接警App，安防监控中心部署接收、调度管理软件。

如图18-3所示，在医闹和伤医案突发事件发生时，医护人员在相关区域内，可随时随地通过手环或胸牌把警情和警情发生位置信息发送出去，医院内安保人员接收报警信息后，及时赶赴救援。

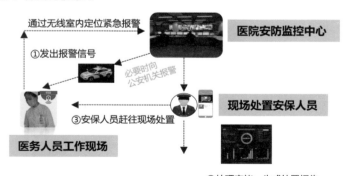

图 18-3　医护人员室内定位紧急报警流程

（2）重点关注人员人脸识别报警

医院是一个人员密集型公共场所，为保障医护人员以及就医人员的安全，医院安保部门需要对可能危及医院安全和管理的重点关注人员，进入医院时实时识别并报警提示。重点关注人员，如：涉暴力伤医、涉医群体事件、公安部通缉的嫌疑人、倒号黄牛、黑殡葬、黑护理及惯偷等人员。

依靠传统保安巡逻的方式，无法及时、准确识别和判断，且在人流量极大的医院，几乎无法有效对重点关注人员进行跟踪监管。

在医院急诊室、主要通道、出入口等人员通行的重要部位部署人脸识别摄像机，在后台配套人脸识别服务器，在监控中心部署人脸识别系统的管理终端。

当重点关注人员出现在相关部位时，系统实时抓拍、实时比对。比对成功的，即发送报警信号到监控中心和安保移动 App，安防监控中心确认为实警后及时通知现场保安跟踪、处置。如图 18-4 所示为人脸识别系统示意图。

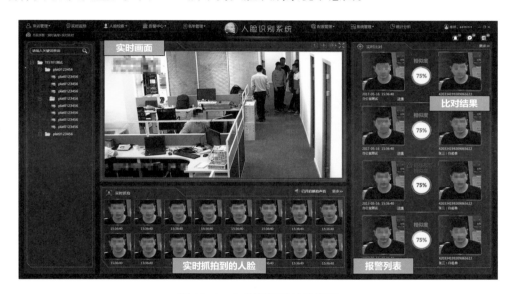

图 18-4　人脸识别系统示意图

（3）婴儿防护

近年来，医院婴儿被盗事件时有发生，案件背后是婴儿贩卖的一条产业链，团伙化作案越来越多，不仅给家庭带来沉重的损失，也给医院的公众形象带来负面影响。现在孩子出生都是一个家庭的重心，寄托了全家的希望。但是新生婴儿的外貌特征相似，并且缺乏语言及理解能力而不能和外界进行信息交互，如何有效避免婴儿在医院被盗，成了医院安防体系必须解决的问题，同时国家的相关政策也表明了医疗机构需加强对新生儿的安全防护。

婴儿出生后，新生儿和妈妈一起戴上电子手环。妈妈的腕带有母婴电子身份识别码、电子病历、定位监测等多种功能。婴儿脚环主要以身份匹配、防区离开报警为主。妈妈和宝宝配对戴上电子腕带后，一旦宝宝离开规定活动范围，脚环将会自动报警，产科护士站的婴儿防盗系统就会发出报警提醒。

此外，医院还在产科病区的一些出入口也可设置感应设备，一旦婴儿没有经过授权被带离，病区出入口的感应器就会报警；如果有人强行破坏婴儿身上佩戴的电子芯片，监控系统也会立即报警提醒。当婴儿出院时，由护士解除警报才可摘除。

婴儿防盗系统亦可跟室内定位系统进行联合应用，实时跟踪显示婴儿的位置信息，并支持查询婴儿活动轨迹信息。

### 2）物品安全保护应用

医院中因业务需要存放着许多"毒、麻、精、放"等管制药（物）品以及需要专业处理医废，这些物品的存放有着固定的存放场所，这部分场所一般管控级别比较高，且流转过程较为严格。利用新兴技术可以加强对该类物品的管控，同时能够更好地跟踪物品流转渠道。

（1）监控中心第三方远程认证

根据国家《医院安全技术防范系统要求》（GB/T 31458—2015）标准和申康中心安防建设指南的要求，医院致病微生物、血液、"毒、麻、精、放"等管制药（物）品、易燃易爆物品和贵重金属等存储场所，以及实验室、化验室等区域为医院安全技术防范重点部位。

针对这些高风险场所，医院需要提升相关区域的管控等级，确保出入相关场所的人员安全可控、过程可追溯。

在医院重点部位的出入口部署门禁系统的读卡器及安防摄像机，在监控中心部署门禁系统软件及管理平台。

当相关人员需要进入医院安全技术防范重点部位时，首先需要通过本地门禁系统进行通行权限认证，所持门禁卡经过系统确认后，认证请求上报监控中心，监控中心根据刷卡的人员信息以及现场实时视频画面，确认人卡合一，并且无异常情况后，通过视频复核，系统认证，由监控中心远程授权打开出入口的门。

（2）资产定位管理

随着智慧医院及医院智慧安防的不断建设，将会不断引入新的技术和新系统，医院安保系统不得不面临资产安全的管理。同时医院本身存放着众多"精、麻、毒、放"等重要医疗用品，不容有失。传统资产管理更多是依赖人工盘点设备、纸质记录资产流转过程。该种方式存在着诸多安全隐患：资产易丢失、事后复查难、记录难以长久保存、人工填写错误等。精准跟踪资产流转途径并电子化记录成为一种必然的发展趋势。

将 NFC 标签或二维码张贴于重要资产外包装上，在资产流转时，利用移动 App

进行扫描记录,对于有定位轨迹跟踪需求的物品,可利用蓝牙室内定位技术进行跟踪的同时在室外可以用运转人员手机做 GPS 定位跟踪。

(3)医废管理

近年来,时常有医疗废弃物(简称医废)被不法商家流转进入市场的新闻。医废本身可能携带有大量病毒及细菌,具有一定传染性,一旦流入市场,稍有不慎就可能引起大面积人群感染事件。因此国家在医废管理方面要求十分严格。医院安保部门需注意防范内部作案风险,将医废盗取事件扼杀在摇篮中。

医废管理问题根源在于跟踪与追溯,可采用电子化标签加电子称重相结合的方式。每一袋分好类的医废均有独立管理的数字身份证,再结合医院内部整个流转过程中电子称重数据。每次流转须通过 App 确认医废物品是否正确、称重数量是否有减少,并记录流转相关人员、时间信息。做到电子化跟踪医废流转过程,责任到人。

同时,医废管理还可以结合安防视频监控、App 上传照片、视频和文字等信息,记录所有流转过程,便于事后发生问题进行追溯。如图 18-5 所示为医废回收系统工作流程图。

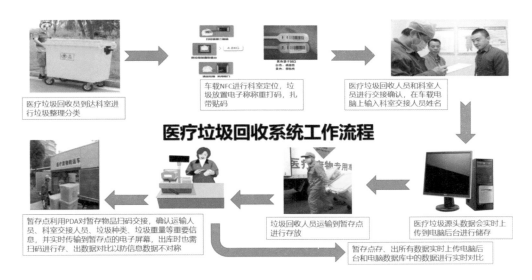

图 18-5　医疗垃圾回收系统工作流程

## 3) 重点部位安全保护应用

国家标准《医院安全技术防范系统要求》(GB/T 31458—2015)及申康《市级医院安全技术防范系统建设指导意见》相关规定中,划分了 29 个医院重点防护部位和区域,并对各重点防护部位和区域的防护设备(系统)配置和要求做出了详细规定。

(1)非现场检查

对医院规定的重点区域巡更检查,一般是采用安保人员巡更的方式进行。人员巡查的费用比较高，人员检查履职的质量也不容易管理。如何在不降低巡更检查质量的情况下，减少巡更安保人员的费用，是本技术的应用点。

在安全防范管理系统上部署巡查管理软件，根据不同部位的风险管理要求，配置巡查部位清单、检查要求要点、值班人员排班巡查工作表，之后由监控中心值守人员上岗后执行相关巡查任务。

执行巡查任务期间，对发现的异常情况（如消防通道禁止堆放杂物、现场不符合管理要求等问题）可进行抓图、描述巡查出的问题、记录现场视频等，记录全过程并转发相关结果给上级主管，实现监控中心日常工作从"被动"到"主动"的管理要求。

（2）移动端履职管理

医院保安人员在日常履职过程中，需要对相应的检查点周边设施、人员、环境等进行查看，记录异常信息并通过即时通信工具上报给管理者，在履职结束后需要在检查表单统一录入此次的检查结果。管理者需要定期耗费大量时间及汇总数据，并统计分析人员的履职工作情况。

可在保安人员移动端设备上部署 App 软件，把需要进行履职的特定时间、特定地点、履职人员等信息事先进行任务设定并定时下发任务；在执行过程中到达履职点通过扫描二维码或 NFC 标签确认任务执行开始，并对履职检查点的履职任务进行提示；在履职时可以图片、文字等形式进行履职结果实时上传；领导则可随时查看任务进展，系统自动对履职过程进行记录，在提交任务时对未完成任务进行提示；最后通过周期性的数据分析，指导人员日常履职工作的改善。本系统解决了传统履职工作易固化、未能痕迹化记录工作内容、不能实时了解和管理及履职结果无法支撑考评等问题。

（3）移动端互联巡更

传统的安保人员巡更方式依然采用巡更棒打点，工作完成后连接电脑导出巡更数据。但巡更棒的使用增加了巡逻负担，并因其使用价值有限，可以进行人为破坏，造成巡逻点不被标记的正当理由，以逃避正当管理。巡更棒只支持打点功能，只能确认保安已经按时到达点位，但保安到达后需要进行的任务或者操作，只能靠平时的记忆去完成巡更点的工作。巡更棒的巡更数据是事后离线下载的，不能实时追踪保安巡更状态，且数据收集整理工作较为烦琐。巡更事件与预案演练记录都较为零散，无法做到统一存储与管理，不便于事后查看与总结。如图 18-6 所示为移动互联巡更流程示意图。

可通过安防管理平台统一管理日常的巡更任务、清单，灵活设置各巡更路线中的巡更点及巡更时间段，定时将各巡更任务派发到相关巡更人员的移动端 App。

巡更人员接收到巡更任务，按照路线及时间要求完成各巡更点的巡更要求，形成巡更结果的评估，并可同步将数据上传到云端。

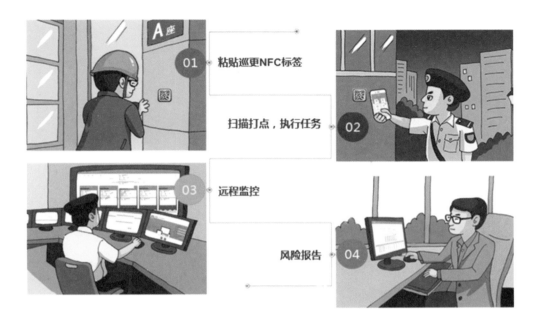

图 18-6　移动互联巡更流程示意

　　管理者可实时查看巡更任务进度及巡更结果的评定,及时掌握巡更过程中的异常情况、人员的履职能力及管辖各区域的整体风险。

### 4)系统设备运维

　　安全防范系统已经成为支撑医院安全防范工作最重要、最基础的技术手段。因此,安防系统和设备的正常运行,及时发现和处置系统设备故障就成为医院安防工作的重要保证。目前医院后勤管理人员日常工作中有很大一部分内容是系统设备的维修、设备资产的盘点、设备工作状态的检测等。

　　这样的工作模式耗时耗力、效率低下,同时不可避免会出现人为错误,遗留设备故障隐患。可在安全防范管理系统上部署自动巡检管理软件,以系统自动巡检替代人工巡检,及时发现设备故障并推动移动端 App 进入维保流程。

　　监控中心配置安排相应巡检的设备和巡检计划,自动巡检管理软件发现设备异常时,如:视频质量异常与移位、录像保存时间检查、硬盘故障和设备宕机与掉线等,自动推送给监控中心或维保 App,通知设备维保商进行设备维修,系统全程记录设备维修进程。实现对安防系统和设备运行状态与故障情况进行自动监测、报修与维护管理,可对多厂家和多种安防系统设备进行自动监测。如图 18-7 所示为系统设备运维工作流程。

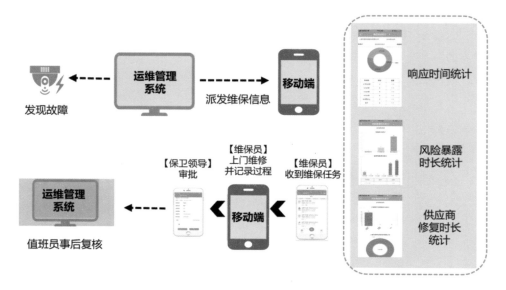

图 18-7    系统设备运维工作流程

### 5）应用价值

（1）新兴技术的应用填补了物联感知层的风险漏洞，可以更好地覆盖安防业务场景需求，同时为风险的识别提供了更多的手段。

（2）新兴技术的应用可以使整个安保处置流程更加迅捷，反应更加迅速。

（3）新兴技术的应用可以为安防管理数据应用提供更多有管理价值的基础数据。

（4）新兴技术的应用可以切实提高医院安防管理水平，增加医护人员安全感，改善患者就医体验。

（5）新兴技术的应用可以为智慧医院的建设提供基础应用，加快智慧医院建设进程。

### 6）智慧安防系统造价分析

（1）影响系统造价的主要环节

① 安防管理业务诉求

医院安防管理业务诉求一定程度上决定了安防管理系统软件及新兴技术应用的复杂程度，比如医院对黄牛、号贩子等重点关注人员有布控诉求，硬件方面就需在前端相应部署人脸识别抓拍摄像机、人脸识别比对服务器及相应软件系统，而人脸识别系统部署造价取决于重点风险部位数量、出入口数量等因素。如对医护安全保障有管理诉求，则可部署室内定位紧急报警系统，该系统软硬件数量及造价取决于布控面积、医护人员数量等因素。

同样,安防管理业务诉求也决定了安防管理系统业务应用层及业务数据层的复杂程度,而软件系统造价一般情况下会根据软件功能数量决定。

② 安防基础建设程度及利旧程度

从医院安防管理业务角度出发,新兴技术在医院智慧安防中的应用,必须有基础安防系统的支持,比如安防监控系统、门禁系统、对讲系统等。以及医院原有安防管理系统建设所使用硬件服务器等经过评估后,部分系统及服务器设备可利旧使用,以节约新系统建设的硬件造价。

③ 安防基础环境建设程度

系统的部署施工需要依赖医院基础设施的建设情况,如医院智慧安防系统及新兴技术的应用的信息交互依赖于医院基础网络的建设情况,系统用电依赖于医院供电系统的建设情况,同时设备部署场所依赖于医院机房的建设情况等。

④ 已有安防子系统复杂程度

医院现有安防子系统的复杂程度决定了智慧安防管理系统的集成兼容造价,该复杂程度主要涉及以下几个维度:设备类型、设备品牌、设备型号等。设备兼容集成造价一般按照所需兼容设备型号数量,同一版本对接协议视为同一兼容型号,不产生额外兼容费用。

(2)系统建设预算

根据医院安防系统建设规模的不同,智慧安防管理系统的建设预算也具有一定差异性,一般的,根据医院安防系统体量及医院本身建设等也将不同医院划分为小、中、大三种规模,不同规模所需设备数量、服务器数量、移动 App 用户也有一定差异。这三种规模下建设智慧安防管理系统及引入新兴技术系统的造价也略有不同,粗估造价详情如表 18-5 所示。

表 18-5　系统建设预算造价估计

| 类别 | 名目 | 预估造价 | | | 说明 |
|---|---|---|---|---|---|
| | | 小规模 | 中等规模 | 大规模 | |
| 智慧安防管理系统(不含前端安防系统费用) | 系统后台服务器 | 10 万元 | 15 万元 | 20 万元 | 支撑系统软件运行的服务器 |
| | 智慧安防管理系统软件 | 20 万元 | 40 万元 | 60 万元 | 业务应用软件 |
| | 移动端 App 云服务租赁费用 | 5 万元/年 | 10 万元/年 | 15 万元/年 | 保安移动 App 云服务租赁费用 |
| | 设备兼容开发费 | 2 万元 | 4 万元 | 6 万元 | 设备利旧兼容开发费用,视医院建设情况而定 |
| | 项目实施费用 | 5 万元 | 7 万元 | 12 万元 | 项目软硬件实施费用 |

(续表)

| 类别 | 名目 | 预估造价 | | | 说明 |
|------|------|----------|----------|----------|------|
| | | 小规模 | 中等规模 | 大规模 | |
| 新兴技术应用系统 | 人脸识别系统 | 30万元 | 45万元 | 60万元 | 部分新兴技术应用系统造价 |
| | 室内定位报警系统 | 15万元 | 25万元 | 35万元 | |
| | 婴儿防盗系统 | 5万元 | 7万元 | 10万元 | |
| | 资产定位管理系统 | 8万元 | 12万元 | 16万元 | |
| | 系统设备运维管理系统 | 10万元 | 12万元 | 15万元 | |
| | 第三方远程认证管理系统 | 5万元 | 7万元 | 9万元 | |
| | 重点风险部位线上巡查管理系统 | 5万元 | 7万元 | 10万元 | |
| | 移动互联巡更系统 | 5万元 | 7万元 | 9万元 | |

## 18.4 应用建议和发展趋势

### 1) 应用建议

（1）新兴技术应用系统建设应与医院流线设计精准匹配

医院，特别是综合性医院，是个复杂公共区域。在医院建筑设计中，功能区域与流线的规划与设计是保障医院高效服务、院感控制等的基本要求。

在医院安防系统的新兴技术应用设计中，除需要根据相关标准的规定进行点位布设、系统设计，还应考虑各功能区域以及流线的特性，进行有针对性的调整，包括点位布设、设备选型以及功能设计等。

例如人脸识别系统的设计，在一些重点风险区域的监控点位，一般应尽量考虑沿流线布设，在功能设计上，可设计沿流线监控图像组的联动、调阅及轨迹跟踪等，以便突发事件发生时能全过程监控、记录，以及检索查询等。

在医院住院部病房到手术室的流线中，出入口控制系统的设计，则既需要考虑手术室的安全防护，也需要考虑大量患者是从病房被手术车推到手术室的，便捷与安全需要协调好。因此，在实际设计中，考虑控制系统的识读装置采用中短距离、非接触式的 RFID 技术，门的选型则考虑非接触式的自动门。

（2）形成数据化安防管理决策系统

未来的时代是大数据的时代，数据即是财富。医院智慧安防管理数字化转型成为必然的趋势。传统纸质办公无法形成统一的线上数据库，存在查证困难、数据易丢失、无法有效利用等众多问题，并且提供的数据很难为管理者的决策提供帮助。随着新兴技术在医院安防管理中的应用，将产生更多有价值的数据。医院安防向数字化转型，势在必行。

数字化转型成功后，如何利用数据提升管理水平成为每个管理者必须思考的问题。目前，医院安防管理更多地依赖管理者经验及规章制度要求，无法形成统一量化管理。数据统计的指标化分析可以直观地呈现系统及管理上的风险所在，量化管理考核目标。

PDCA管理理念①核心也在于提高管理流程的水准，以数据驱动管理改善，以数据辅助管理决策。不断循环，不断纠偏，以数据统计分析发现安防管理漏洞。可以在进行安防管理系统设计中引入PDCA管理理念，形成数据化安防管理决策系统。

（3）定期对医院安防风险进行评估，梳理相关管理业务及安防系统设计

风险评估是医院安防工程建设的基础性工作，在确认风险的情况下，进行相关的安防系统立项和建设，以应对风险。

安防管理业务的梳理是在风险识别结果的基础上进行的，在安防系统建设之初可利用风险识别工具将风险量化。据此梳理清楚安防管理业务需求后，再根据需求进行系统的设计与建设。

安防管理风险及相关管理业务并非一成不变。随着医院医疗业务的不断更新、新技术的不断引进，安防管理风险及相关管理业务也在不断更新，故建议医院管理者定期对医院安防风险进行评估，梳理相关管理业务。并以此评估现有安防系统是否能够覆盖安防管理风险，现有的安防系统设计是否能够满足安防管理业务的需求。

## 2）发展趋势

（1）新兴技术、新业务、新场景带来新的风险防范需求

未来随着医院安防技术的发展会不断引入新技术、新业务、新场景。这些系统的应用又会带来新的风险，如安防机器人的应用可能带来人身伤害风险，人脸识别的应用可能带来人员隐私泄露风险等。

新兴技术的应用所带来的风险，在未来新的智慧安防系统设计时需考虑如何进行有效覆盖。

---

① PDCA是Plan(计划)、Do(执行)、Check(检查)和Act(处理)的简称，PDCA循环就是指按照这样的顺序进行全过程质量管理，并且循环不止的科学程序。

（2）智慧安防建设新理念

① 智慧安防系统建设未来发展趋势

未来医院智慧安防的设计需引入更多的新技术、新业务、新场景。这些新元素会赋予智慧安防系统更加强大的能力，同时也会不断有新的风险需要被覆盖。一个健全且健壮的智慧安防系统具有以下三点特征：

a. 更加全面的风险感知能力。

b. 更加强大的风险进程延迟能力。

c. 更加充足的风险响应处置支撑能力。

② 云、边、端、中心协同技术支撑

医院安防系统应建设成为支撑医院安全防范管理的信息化系统。安全防范管理平台设计时要关注面向医院安全防范管理业务需求并覆盖医院安防管理风险。风险事件的识别到处置可考虑多端协同的技术支撑。包括边缘管理的全面感知、监控中心管理系统、管理终端及移动云 App，同时考虑到与第三方的医警联动监管。形成线上与线下、中心与云端、边缘与中心的立体式小纵深防护圈。如图 18-8 所示为云、边、端、中心协同技术支撑示意。

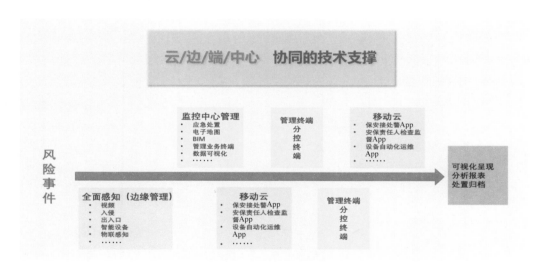

图 18-8 云、边、端、中心协同技术支撑示意

# 第19章

# 智 慧 病 房

2019 年国家卫生和健康委员会明确我国智慧医院的建设范围,主要包括三大领域:面向医务人员的"智慧医疗"、面向患者的"智慧服务"、面向医院管理的"智慧管理"。智慧病房作为智慧医院的重要场景,从智慧服务、智慧医疗、智慧管理三个维度贯穿患者住院治疗的全医疗服务过程,通过云计算、大数据、物联网等技术可以提升患者就医体验、提高医护人员的工作效率及实现病区的精细化管理。

## 19.1 国内外智慧病房建设现状研究

### 1) 国内智慧病房建设现状研究

国外智慧病房管理系统的建设已有三十多年历史,不少已经基本上达到了智慧化、信息化水平。例如,麻省总医院设计的 COSTAR 系统,作为全球成功的管理系统仍然在使用中。而在智慧病房建设的过程中,引领行业发展的主要是美国、日本和部分欧洲国家。

在美国,自 20 世纪 60 年代开始研究病房系统,至 1995 年有 25% 的医院有了较完整的病房管理系统,无疑处于世界领先水平;近些年,医院又将研究重点放在了医学影像处理系统、患者床边系统、统一的医学语言系统和患者计算机化病案等方面,逐步全面推进病房向智能化和集成化方向发展。日本的病房管理系统从 20 世纪70 年代初就开始研究,其病房管理系统发展的趋势是系统化、网络化、综合化,并走自上而下的开发路线。整个病房管理系统有大型机作为中心支撑。到 2001 年为止,因其在无线传感器方面非常发达,日本率先将无线传感技术、RFID 内嵌技术等用在智慧医疗领域。有近 10 家实现或基本实现数据从发生源直接输入计算机的方式。

欧洲的病房管理系统发展比美国稍晚,大多是 20 世纪 70 年代中期和 80 年代开始。欧洲病房管理系统的贡献是实现了一些区域信息管理系统。如丹麦的红色系统,管理 76 所医院和诊所;法国第八医疗保健中心实现了能管理 3 所医药学院和 3 所大医院的一体化信息系统。

聚焦近年,国外较多城市的智慧医院建设都趋于成熟,其中最具代表性之一的是北美北部的亨伯河医院。面对人口持续增长、老医院陈旧的技术以及建筑设施,亨伯河医院通过应用最新技术建立了北美第一家全方位数字化医院,实现以集成化床边终端为中心的智能病房场景、基于室内定位、流程自动化及自动物流的人流/物流管理,全面提升病患护理体验,同时提高医院运行效率、准确性、可靠性和安全性。

### 2）国外智慧病房建设现状研究

我国病房管理系统的研发工作,从 80 年代初期开始研究,发展迅速,但与国外的发达国家比还有些差距。

20 世纪 70 年代末,病房管理系统以小型机为主,且只有北京肿瘤医院、北京协和医院和 301 医院等大型医院拥有,但这些医院没有应用病房管理系统进行管理。80 年代中后期,部分大医院开始建立小型局域网,开发部门级的小型网络管理系统,如药房管理和住院管理系统等。进入 90 年代后期,病房管理系统才真正开始应用,一些有计算机技术力量的医院着手开发适合本医院的病房管理系统。从 2000 年至今,随着大型数据库系统等技术的成熟和广泛使用,并伴随着病房管理系统市场的激烈竞争,出现了众多新兴的病房智能管理系统。

如今,病房管理系统的使用更加方便,技术更加先进,管理更加完善,但在智慧病房管理方面,国内处于正在发展期,在实现病历信息、患者信息、病情信息等实时记录、传输与处理方面有了一定发展,诸如护士呼叫、智能输液、病房环境控制等独立智能应用也逐渐普及。但目前国内多系统智慧病房建设的案例较少、智慧化建设缺乏基于全院架构的系统顶层设计的指导、缺乏系统整合应用和大规模推广,系统割裂的现象较为普遍,亟待针对以上问题逐一解决。

### 3）目前智慧病房建设管理存在的问题

目前国内智慧病房在建设管理过程中存在较多问题,主要突出在多智慧应用产品的叠加使用导致硬件系统及数据的分散;缺乏健全的院内多部门组织协同及运行管理制度;缺乏统一的智慧病房建设行业标准指导,主要表现如下。

（1）顶层设计方面

近年来,全国各地都开启了医院智慧化建设,但是在具体实施过程中,常常会陷入信息化产品简单叠加的误区,忽视各系统之间的关联性、兼容性问题,认为通过在院区内增加各种医疗设备、建立全院覆盖无线网络等手段就可以实现医院病房的智慧化建设;同时在实际落地实施过程中常存在变更和临时调整,缺少基于全院架构的系统顶层设计的指导。

（2）技术融合方面

信息技术是先进的,但医疗行业由于其特殊性和严谨性,使得医疗制度的建立和完善跟不上技术更新迭代的速度,现在很多行业都十分重视的大数据和人工智能技术在医疗行业的应用还处于试用初期,计算机算法和医疗知识库还有待优化和完善。目前智慧病房的建设更多集中在独立系统的实现,即针对某个需求开发应用软件或系统,而各系统之间缺乏整体性数据融合与集成,往往形成数据孤岛,无法实现医院信息的互通互联。这一方面不利于完整数据库的建设及跨院区、跨区域数据的共享;另一方面也导致数据浪费,无法为医护人员提供有用的决策和指导信息。

（3）协同管理方面

智慧病房的建设管理需要多方主体的协同参与,如信息、基建、总务、临床等部门。而当前阶段,较多医院的专业人才普遍存在缺失和薄弱、各部门之间的工作界限不清,各部门沟通不顺畅、信息不透明、暂无健全的智慧病房协同管理制度作指导,造成医院智慧化管理水平较低。

（4）智慧病房建设标准方面

虽然智慧医院的概念已经存在了近三十年,但国内智慧医院的发展依旧与发达国家存在较大差异,智慧病房的建设更处于起步阶段。自 2019 年开始,国家卫健委陆续发布了有关医院智慧服务和智慧管理分级评估标准体系,为全国各家医院的智慧化评估考核提供了思路和参考。但总体而言,现有的标准大都是关于智慧医院建成后的评估体系的试行版本,暂未涉及有关智慧病房、智慧医疗、智慧医院建设的全过程标准。

## 19.2 智慧病房建设路径研究

### 1）智慧病房建设目标

智慧病房建设作为智慧医院建设的重要内容,覆盖了病房各流程环节。本节结合国内智慧病房发展现状及趋势研究,提出以患者为中心,提供高质量的医疗服务的智慧病房建设目标,具体包括四个方面:①安全。加强医院应急管理能力,全面提升医院安全性。②高效。建成全面数字化的后勤管理平台,提高管理效率。③以人为本。全面提升病患及员工满意度。④强韧性。依托智慧后勤综合能力建设,增强医院可持续发展性。

### 2) 智慧病房建设思路

目前国内智慧医院建设管理过程中存在较多问题,主要突出的是缺乏基于全院架构的系统顶层设计的指导;多智慧应用产品的叠加使用导致硬件系统及数据的分散;缺乏健全的院内多部门组织协同及运行管理制度等。为有效解决上述问题,上海市同济医院对国内外智慧病房建设发展现状进行研究,通过智慧病房建设标杆选择和对标分析,发现当前智慧病房建设存在的问题和自身与标杆之间的差距,指导智慧病房建设需求的确定。该院智慧病房建设的需求主要从三个方面出发,包括依据医院"十四五"总体发展规划、综合临床科室使用及管理需求和现状调研及对标分析结论,最终以智慧医疗、智慧服务和智慧管理角度切入,分场景实施、模块化复制,推广智慧病房项目。其中,技术路线详见图 19-1。同时,在专家访谈及案例调研的基础上总结出下述智慧病房的建设要点。

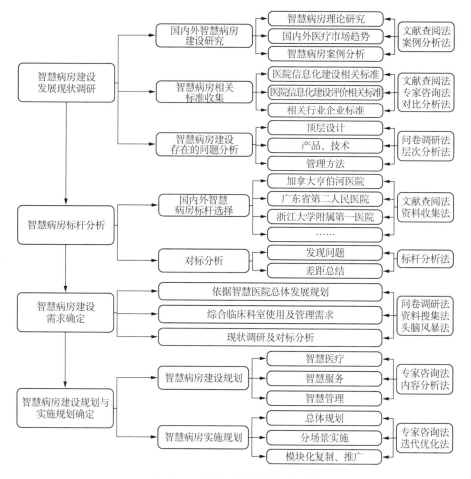

图 19-1 智慧病房建设技术路线

（1）强化顶层设计、系统集成、组织协同

智慧病房的建设离不开合理的规划设计，通过将智慧医院升级战略融入十四五规划，建立基于全院的智慧病房建设顶层设计，将智慧系统的建设与各院区、各栋建筑的建设改造相结合，能够有效避免后续落地实施过程中出现的变更和临时调整。同时，建立包括信息、基建、装备、总务、保卫、产业和临床等各部门及项目参建各方在内的组织协调机制、清晰划分工作界限、强化信息透明度，为智慧病房建设提供良好的环境和平台。

（2）聚合应用实现增值

智慧场景的智慧程度并非技术和应用的简单叠加，而需要通过预先的需求分析和架构设计，将不同应用聚合，针对不同角色实现额外智慧价值，其中，集成为用户提供"数字孪生"世界的统一入口；增值是通过应用汇聚融合产生新的价值。

（3）推动模块化建设

通过场景中台实现集成，保证整个解决方案的可扩展性、可复制性和定制柔性，形成行业内具有代表性的指导文件，为同行医院智慧病房建设提供参考。

## 19.3 智慧病房建设实践

上海市同济医院是普陀区唯一一所集医疗、教学、科研及预防功能为一体的大型三级甲等综合性医院，占地 46.7 亩，建筑面积约 10 万平方米，开放床位数 1 500 张。

该院同济楼十层原有病房从开始启用到装修改造前已经投入使用多年，病房内设计理念和装修风格已经远远落后，病房内存在的宣教、标识老旧，墙面污染破损严重，照明控制系统单一等问题，已成为医院建设迫切需要解决的实际问题。为此，上海市同济医院综合考虑舒适度体验及不同群体的需求，采用物联网、云服务、智能预警分析等国内外先进的信息化、智能化技术，对医院同济楼特需病房进行智能化改造。

### 1）智慧病房架构

智慧病房建设贯穿于智慧医院建设的全过程、多维度、全方面，涉及范围较广。作为智慧医院建设中的重要场景，在前期规划设计阶段，上海市同济医院借助问卷调研的方式聚焦于沟通患者、医护人员和管理者多方使用主体需求，综合信息化、智能化技术等发展趋势，在智慧医院管理系统逻辑结构上采用三层架构，即专业系统层、集成中台层和应用服务层。专业系统层是智慧医院的信息化基础,包括如建筑与设备管理系统、医疗专项设施系统、公共安全设施系统、医疗辅助智能化系统及医学装备系统等。系统集成中台,是整个智慧管理系统的支柱,负责平台所有数据的采集、清洗、建模和可视化管理等,并对服务层提供各类智能统计、智能分析、智能诊断数据接口。应用服务层是智慧化具体功能的应用呈现。最终设计的上海市同济医院智慧病房平台架构,包括智慧病房服务系统、智慧医疗护理系统和智慧运行管理系统,如图 19-2 所示。

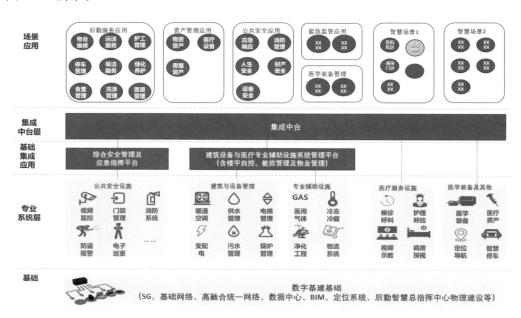

图 19-2　上海市同济医院智慧病房建设架构

## 2）智慧病房管理平台

（1）智慧病房服务系统

上海市同济医院智慧病房将患者的医疗、管理、服务需求与信息技术相结合,打造以需求为导向的智慧应用场景。患者可通过床头智慧屏完成操作,点开智慧屏,可以看到患者的基本信息,是否有过敏史、各项护理安全预警、自动开关灯及空调等,一目了然。为了患者便捷支付,智慧屏还接入了充值缴费模块,与智能终端相连后实现床边缴费。智慧屏中展示的检查报告等信息与全院互联,真正实现了医院内部数据信息的集成。智慧病房服务系统的主要内容见表 19-1。

表19-1　智慧病房服务系统内容

| 分类 | 序号 | 软件集成系统 | 硬件设备 | 功能 | 集成终端设备 |
|---|---|---|---|---|---|
| 智慧病房服务系统 | 1 | 智慧环境控制系统 | 智能照明灯具 | 房间灯光照明一键情景模式 | 病房床旁智慧屏/智慧病房综合管理屏 |
| | | | 智能空气质量检测及净化设备 | 房间空气质量的实时监测并和空气净化设备联动 | |
| | | | 智能窗帘传感器 | 自动控制窗帘开关 | |
| | | | 智能窗磁 | 窗户和空调及安防系统相联动。开窗到一定程度,空调会自动关闭,且会触发报警系统,以防坠楼意外发生 | |
| | 2 | 健康宣教系统 | 病房床旁智慧屏 | 针对患者的情况推送入院须知、住院须知、饮食禁忌及术后注意事项等 | 病房床旁智慧屏 |
| | 3 | 床旁预约检查系统 | 病房床旁智慧屏 | 提供床旁检查预约信息的查询功能 | |
| | 4 | 床旁营养点餐系统 | 病房床旁智慧屏 | 提供结合医嘱、点餐和家属点餐功能 | |
| | 5 | 床旁护工预约系统 | 病房床旁智慧屏 | 提供护工信息预览并实现扫码预约护工及评价护工的功能 | |
| | 6 | 床旁费用查询及结算系统 | 病房床旁智慧屏 | 提供住院费用的实时查询和费用结算功能 | |
| | 7 | 床旁娱乐系统 | 病房床旁智慧屏 | 提供电视直播、电影点播等功能 | |
| | 8 | 住院满意度评价系统 | 病房床旁智慧屏 | 提供床旁满意度测评功能 | |

（2）智慧医疗护理系统

智慧医疗护理系统面向的主体是医护工作人员,子系统包含智慧护理文书系统、床旁查房系统、远程会诊系统、医疗设备物联系统和智慧护理辅助系统,实现了患者闭环管理、医嘱闭环管理、体征管理、护理操作记录、临床数据查看和病区管理,详细内容见表19-2。

表 19-2　智慧医疗护理系统内容

| 分类 | 序号 | 软件集成系统 | 硬件设备 | 功能 | 集成终端设备 |
|---|---|---|---|---|---|
| 智慧医疗护理系统 | 1 | 护理工作管理系统 | 护士站综合护理看板 | 集成相关护理工作、护理交班、护理排班等信息 | 护士站综合护理看板 |
| | 2 | 床旁护理查房系统 | 病房床旁智慧屏 | 提供通过刷卡进行身份识别的方式进入床旁护理系统,在床旁终端上调取护理文书,查询和录入医嘱的功能 | 病房床旁智慧屏 |
| | 3 | 远程会诊系统 | 病房床旁智慧屏/示教室智慧远程会诊系统 | 提供院内及院外的远程会诊功能 | 病房床旁智慧屏 |
| | 4 | 医疗设备物联系统 | 智慧输液监测仪 | 输液完成后自动阻断输液管,同时向护士终端发送输液完毕报警信号,有独立的管理系统 | 护士站医疗设备运行监控看板/手持PDA/病房门口分机屏与病房门灯 |
| | | | 生命体征监测仪(监护仪、呼吸机等) | 通过智能穿戴设备对患者生命体征进行监测,有独立的管理系统 | |
| | | | 输液推泵监测仪 | 通过控制装置,提供严格控制输液速度和输液量的注射服务,有独立的管理系统 | |
| | | | 可穿戴移动设备 | 摆脱线缆束缚,使患者有更好的体验,有利于早期下床,改善预后 | |
| | 5 | 智慧护理辅助系统 | 床旁可视护理呼叫屏/护理可视对讲 | 提供快捷一键按钮,实现和护士站的实时可视对讲 | 病房床旁智慧屏 |
| | | | 离床防跌报警传感器 | 对有离床风险的患者进行重点看护,有离床跌倒现场可实现报警功能 | 患者智慧手环/手持PDA/护士站综合护理看板 |

（3）智慧运行管理系统

智慧运行管理系统面向的主体是医院管理人员,其子系统聚焦安消系统、综合物流系统、能耗系统等,详见表 19-3。

表 19-3　智慧运行管理系统内容

| 分类 | 序号 | 软件集成系统 | 硬件设备 | 功能 | 集成终端设备 |
|---|---|---|---|---|---|
| 智慧医疗护理系统 | 1 | 安防管理系统 | 智慧安防摄像头 | 通过物联网等技术,构建高感度的消防基础环境,实现实时、动态、互动及融合的消防信息采集、传递和处理 | 智慧病房综合管理屏/病房床旁智慧屏 |
| | 2 | 消防管理系统 | 智慧消防喷淋传感器 | | |
| | | | 智慧水压监测仪表 | | |
| | 3 | 能耗管理系统 | 智能水表 | 全面提升能源的利用效率和智能化管理水平 | 智慧病房综合管理屏 |
| | | | 供配电能耗表 | | |
| | 4 | 医废管理系统 | 医废称重设备 | 监测整个医疗废物处理的流程,对异常的医疗废物进行快速追踪,实现对医疗废物的动态实时管理 | 智慧病房综合管理屏 |
| | 5 | 被服管理系统 | 被服自动收纳发放设备 | 对医生及患者的衣服被服等进行自动收纳和发放的闭环管理 | 智慧病房综合管理屏 |
| | 6 | 应急响应及指挥系统 | — | 应对突发情况的告警及指挥 | 患者智能手环/医护人员智能工号牌/智慧病房综合管理屏 |
| | 7 | 医疗设备资产管理系统 | 设备标签 | 医疗设备的使用情况管理。 | 智慧病房综合管理屏 |
| | 8 | 定位系统 | 定位标签 | 实现医护人员、患者及资产的定位及追溯 | 患者智能手环/医护人员智能工号牌/智慧病房综合管理屏 |
| | 9 | 机器人管理系统 | 导引机器人 | 机器人主动询问,引导和讲解病区情况 | 智慧病房综合管理屏/导引、运送、消毒机器人 |
| | | | 运送机器人 | 机器人自动运送药品、检验样品、被服及医废垃圾 | |
| | | | 消毒机器人 | 机器人通过和病房环境的实时联动,对空间进行主动消毒 | 智慧病房综合管理屏/气动、中型箱式、小车物流 |
| | 10 | 综合物流管理系统 | 气动物流 | 快速传输小体积的物品 | |
| | | | 中型箱式物流 | 慢速传输大中体积的物品 | |
| | | | 小车物流 | 慢速传输中小体积的物品 | |

**3）智慧病房系统集成终端**

为了更好地展示智慧病房管理系统的数据信息，为医护及管理人员提供工作支持和决策指导，上海市同济医院在特需病房护士站设置三块系统集成屏，以图表形式清晰醒目地展示日常工作信息、患者护理信息及设备管理预警信息等内容，简化了医护人员的工作模式，直观展示智慧病房信息化建设成果。

其中智慧屏包括智慧病房综合管理大屏、综合护理看板和医疗设备运行监控看板，如图 19-3 所示。为了达到既不增加医护人员额外负担，又能达到安全应急保障的目的，上海市同济医院智慧病房综合管理平台遵循智能化、自动化、开放式的原则，将整个医院重大事件以 3D 数据孪生的方式呈现，实时感知医院消防、安防等各种紧急情况，并通过标准的流程进行处理。分页面包括报警系统、定位系统、环境系统、能耗系统及设备（机器人管理系统），如图 19-4 所示。其中，报警系统包含 3 个真实场景（火灾、SOS 求救、患者越界）和 3 个仿真场景（火灾疏散、保安巡更、医院巡航），通过态势感知的 SOP（Standard Operating Procedure）系统对报警进行闭环管理。同时，系统可以接入更多的医院运维和医院信息系统，极大提升医院的运营管理水平和安全水准；定位系统能够在 3D 地图上清晰地展示患者、医护人员及设备的实时位置信息；环境系统能够查看各个病房的环境状态，包括温度、湿度、PM2.5、甲醛及二氧

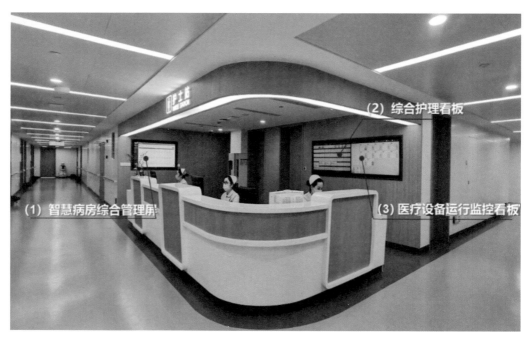

图 19-3　上海市同济医院病房智慧屏

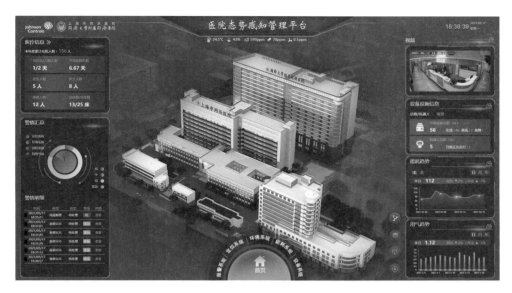

图 19-4　上海市同济医院智慧综合管理大屏页面

化碳；能耗系统通过对能耗设备数据进行采集（水、电、气、暖等），实时监测各能耗使用情况，对能耗数据进行统计与分析，并根据系统分析结果提供节能策略与设备控制，从而达到有效节能的目的。设备（机器人管理系统）作为智慧病房综合管理平台的重要组成部分，集成导引机器人、消毒机器人、医废运输机器人和送药机器人等多类型机器人在内的动态管理，依据本院住院部现状，设计智慧病房机器人系统运行流程，包括借助导引机器人带领患者从住院大厅一层引导至同建筑十层智慧病房护士站、医废运输机器人通过污梯运送到院内其他楼宇、送药机器人通过洁梯将药品或检验材料送至院内其他科室等，详细流程见图 19-5。

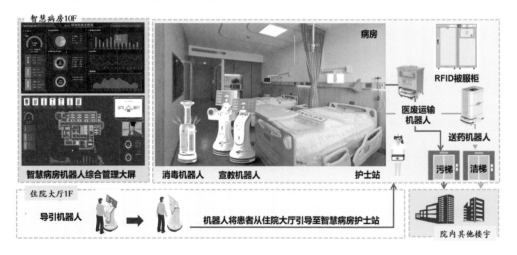

图 19-5　智慧病房机器人系统运行流程

综合护理看板集合智慧护理文书系统和智慧护理辅助系统的内容，取代传统的医护白板；以卡片形式展示患者关键信息（图 19-6），支持十余种维度的筛选信息。用户可根据自身需求设置提醒时间，并在区间内显示，做到患者转科、出院或备忘有效期结束时，备忘能够智能化自动消除。护理人员可方便查看各个护理任务的总任务量和完成进度，及时掌握病区护理任务。

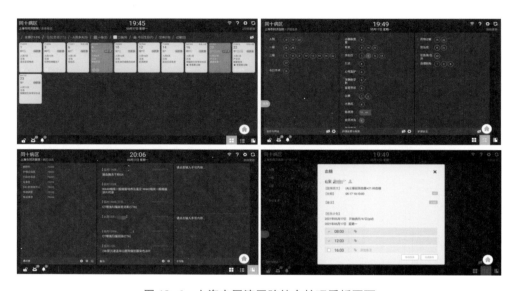

图 19-6　上海市同济医院综合护理看板页面

医疗设备运行监控看板则实时监控智慧病房内的医疗设备物联情况（图 19-7），通过对全院设备的实时监控，设备处可以更为主动地进行设备状态监控、维护提醒、使用率统计等服务。利用设备统计信息，对设备进行合理的调配，使之得到最大化的利用。由于设备都进行了联网，因此还可以实现远程维护，提升服务效率。以同一时间轴呈现所有设备数据，如监护仪、呼吸机，可以以图形方式呈现，极大地简化了评估过程。将呼吸机监测参数波形作为监护仪指标参数统一显示，通过趋势数据窗口，医护人员对于呼吸机参数调整后患者氧合、循环功能的改变一目了然。例如，在做肺复张，设置较高的复张压力时，可以快速判断该压力是否造成血压、心率等指标的显著变化，指导临床医护人员判断肺复张是否可以进行下去，从而保证了患者的安全。

### 4）智慧病房系统造价分析

根据医院规模、自身发展规划、拟投入预算等因素的影响，不同的医院对于智慧病房建设的需求不同。因此，本部分在考虑用户需求的基础上将智慧病房的建设配置分为三个级别，包括基本配置、中档配置和高端配置，详细展示不同级别智慧病房配置的产品内容，列举各智慧化产品的单位成本，参见表 19-4。

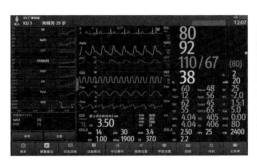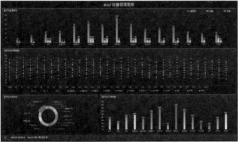

图 19-7 上海市同济医院医疗设备运行监控看板

表 19-4 智慧病房系统造价

| 类别 | 名目 | 配置选型 | | | | 备注说明 |
|---|---|---|---|---|---|---|
| | | 基本配置 | 中档配置 | 高端配置 | 单位成本(万元) | |
| 病房服务系统 | 智能照明灯具 | | | √ | 灯具 0.05(单个造价)<br>面板 0.05(单个造价) | |
| | 智能空气质量检测设备 | | | √ | 0.35(单病房造价) | |
| | 智能空调系统 | √ | √ | √ | 1.6 含施工管线集成控制等(单病房造价) | 基本配置:常规现场面板控制;中档配置:除现场控制外可通过 BA 系统进行集中控制;高端:可通过患者使用终端(如床头屏)进行自主控制,同时反馈数据至总控平台 |
| | 智能空气净化设备 | | | √ | 0.2(单个造价) | |
| | 智能窗帘传感器 | | | √ | 0.3(单窗造价) | |
| | 生命存在探测器 | | | √ | 0.27(单床位造价) | |
| | 无线水浸传感器 | | | √ | 0.13(单点造价) | |
| | 智能窗磁 | | | √ | 0.13(单点造价) | |
| | 无线智能夜灯 | | | √ | 0.03(单病房造价) | |
| | 病房床旁智慧屏 | | | √ | 0.6 | |
| | 病房电视系统—IPTV | | √ | | 0.15(不含电视,以现有 IPTV 系统扩容模式建设) | 满足患者看电视直播的需求 |

(续表)

| 类别 | 名目 | 配置选型 | | | | 备注说明 |
|---|---|---|---|---|---|---|
| | | 基本配置 | 中档配置 | 高端配置 | 单位成本(万元) | |
| 智慧运行管理系统 | 智慧安防摄像头 | ✓ | | | 1(单设备造价) | |
| | 智慧消火栓传感器 | ✓ | | | 0.55(单设备造价) | |
| | 智慧水压监测仪表 | | ✓ | | 0.68(单楼层造价) | 如为喷淋水压监测,意义不大 |
| | 智能水表 | ✓ | | | 0.68(单楼层造价) | |
| | 供配电能耗表 | ✓ | | | 0.68(单楼层造价) | |
| | 医废称重设备 | ✓ | | | 5.5(全院造价) | |
| | 被服自动收纳发放设备 | | | ✓ | 17/套 | |
| | 设备定位系统 | | ✓ | | 0.65(单基站) | 中档:蓝牙定位;高档:精准定位 |
| | 定位标签 | | ✓ | ✓ | 0.05 | 中端:仅带定位功能;高端:含定位门禁等多系统功能融合 |
| | 导引机器人 | | | ✓ | 30(台) | |
| | 运送机器人 | | | ✓ | 65(台) | |
| | 消毒机器人 | | | ✓ | 65(台) | |
| 病房医疗护理系统 | 护士站综合护理看板 | ✓ | ✓ | ✓ | 35(软件及硬件) | 基本配置:患者基本信息,病员一览表;中档配置:集成护理相关信息;高端配置:除集成显示上述信息外,还可显示患者手术预约等相关信息 |
| | 病房床旁智慧屏 | | ✓ | | 1.6(单设备) | |
| | 示教室智慧远程会诊系统 | | ✓ | | 5(套) | |
| | 智慧输液监测仪 | | | ✓ | 14(病区) | |
| | 生命体征监测仪 | | | ✓ | 8套 | |
| | 监护仪、呼吸机等 | | | ✓ | 18(台) | |
| | 输液推泵工作站 | | | ✓ | 12(套) | |
| | 无线穿戴模块监护仪 | | | ✓ | 6(台) | |
| | 床旁可视护理呼叫屏 | | | ✓ | 增加服务器及软件,预估单点位成本0.3 | 床旁屏系统扩展延伸系统功能模块 |
| | 护理呼叫系统(含走廊屏及紧急报警按钮、门灯等) | ✓ | | ✓ | 0.6/床位 | 低端:简单呼叫功能;高端:纯数字系统护理呼叫 |
| | 离床防跌报警传感器 | | | ✓ | 5(套) | 目前可通过体征监测实现离床监测,据了解没有专门的传感器 |

## 19.4 应用建议和发展趋势

### 1）应用建议

（1）剖析医院智慧病房建设思路及建设内容的顶层设计。智慧病房建设贯穿于智慧医院建设的全过程、多维度、全方面，涉及范围较广，虽然现在的智慧病房建设方法和思路已有一定的基础，但还不适用于医院精细化管理。同时，医院现存的部门间协同不畅也阻碍了智慧医院的建设，在智慧病房建设和运营过程中需确定多方使用主体的需求，设计智慧病房建设模块，集成多模块平台，协同各部门联动管理。

（2）厘清智慧病房建设数据的类型和来源，构建多源数据融合的大数据中心。智慧病房设施、管理与服务系统运行过程中会产生大量的多源、多格式数据，杂乱的数据类型和传统的存储方式降低了数据的使用效率，需构建适用的多源数据融合大数据中心，对已获取的数据进行规范化存储和处理。

（3）智慧病房行为数据收集及人工智能分析。为验证医院智慧病房建设内容和方法的科学性、有效性，客观要求海量的智慧病房运行使用数据及用户行为数据，而此类数据涉及主体众多、数据分散，收集难度大且数据分析困难，因此，如何收集足够的智慧病房运行使用数据，设计基于数据挖掘的人工智能行为分析也是关键。

### 2）发展趋势

在全民大健康的时代背景下，智慧医疗的实现能够很大程度上提高医护人员的工作效率，为患者提供更加舒心的诊疗服务，提升全民健康水平。作为智慧医疗的重要分支，智慧病房的发展将更加关注简化医护工作流程，优化患者在医院的住院流程，这不单单是一个简单的项目，也不能囿于一种技术形式。智慧病房将会形成完善的建设标准，供各家医院进行全方位的复制和推广。

展望未来，上海市同济医院将继续在现有的成果上，通过数据挖掘和行为分析等技术来持续开发新应用，推动各相关专业系统、智慧化应用的集成，依据各类用户行为分析结果来评价各类智慧应用及建设配置的合理性，持续优化智慧病房应用，探索智慧病房建设及评价标准，构建上海市级医院智慧病房建设的优秀示范工程。

# 参考文献

［1］ Abduljabbar R，Dia H，Liyanage S，et al. Applications of Artificial Intelligence in Transport：An Overview［J］. Sustainability (Switzerland)，2019，11(1).

［2］ Aish R. Building Modelling：the key to Integrated Construction CAD［C］. The fifth international symposium on the use of computers for environmental engineering related to building，1986(10)：55-67.

［3］ Andrews J G，Buzzi S，Choi W，et al. What will 5g be？［J］. IEEE Journal on Selected Areas in Communications，2014，32(6)：1065-1082.

［4］ Azuma R T. A survey of augmented reality［J］. Teleoperators and Virtual Environments，1997，6(4)：355-385.

［5］ Azuma R，Baillot Y，Behringer R，et al. IEEE，2001. Recent Advances in Augmented Reality［J］. IEEE Computer Graphics and Applications，2001，21(6)：34-47.

［6］ Belhumeur P N，Hespanha J P，Kriegman D J. Eigenfaces vs. fisherfaces：Recognition using class specific linear projection［J］. IEEE Transactions on pattern analysis and machine intelligence，1997，19(7)：711-720.

［7］ Benari M，Mondada F. Elements of Robotics［M］. Springer，2017.

［8］ Burgess N，Maguire E A，O'Keefe J. The human hippocampus and spatial and episodic memory［J］. Neuron，2002，35(4)：625-641.

［9］ Chaudhuri S，Dayal U，Narasayya V. An overview of business intelligence technology［J］. Communications of the ACM，2011，54(8).

［10］ Chen M，Hao Y，Hwang K，et al. Disease Prediction by Machine Learning over Big Data from Healthcare Communities［J］. IEEE Access，2017，5.

［11］ Chen M，Mao S，Liu Y. Big data：A survey［C］. Mobile Networks and Application，2014，19(2)：171-209.

［12］ Choi D，Lee K. An Artificial Intelligence Approach to Financial Fraud Detection under IoT Environment：A Survey and Implementation［J］. Security and Communication Networks，2018，2018：5483472.

［13］ Chuck E，Paul T，Rafael S，et al. BIM handbook：A guide to building information modeling for owners，managers，designers，engineers and contractors［M］. Notes and Queries，

Wiley，2011.

［14］ Council N R. Virtual Reality：Scientific and Technological Challenges［M］. Washington，DC：The National Academies Press. 1995.

［15］ Crosby M，Pattanayak P，Verma S，et al. Blockchain technology：Beyond bitcoin［J］.Applied Innovation，2016，2(71)：6-10.

［16］ Deo R C，Şahin M，Adamowski J F，et al. Universally Deployable Extreme Learning Machines Integrated with Remotely Sensed MODIS Satellite Predictors over Australia to Forecast Global Solar Radiation：A New Approach［J］. Renewable and Sustainable Energy Reviews，2019，104(January)：235-261.

［17］ Dwivedi Y K，Hughes L，Ismagilova E，et al. Artificial Intelligence (AI)：Multidisciplinary Perspectives on Emerging Challenges，Opportunities，and Agenda for Research，Practice and Policy［J］. International Journal of Information Management，2021，57 (August 2019)：101994.

［18］ Eastman C，Fisher D，Lafue G，et al. An Outline of the Building Description System. Research Report［R］. 1974.

［19］ Ezhilarasan E，Dinakaran M. A Review on Mobile Technologies：3G，4G and 5G［C］. Second International Conference on Recent Trends & Challenges in Computational Models，IEEE，2017：369-373.

［20］ Fethi M D，Pasiouras F. Assessing Bank Efficiency and Performance with Operational Research and Artificial Intelligence Techniques：A Survey［J］. European Journal of Operational Research，2010，204(2)：189-198.

［21］ Forum W E. Big Data，Big Impact：New Possibilities for International Development［J］. Agenda，2012.

［22］ Frankel F，Reid R. Big data：Distilling meaning from data［J］. Nature，2008，455(7209).

［23］ Gantz J，Reinsel D. Extracting Value from Chaos State of the Universe：An Executive Summary［J］. IDC iView，2011(June).

［24］ Golubchikov O，Thornbush M. Artificial Intelligence and Robotics in Smart City Strategies and Planned Smart Development［J］. Smart Cities，2020，3(4)：1133-1144.

［25］ Gong B，Ordieres-Meré J. Prediction of Daily Maximum Ozone Threshold Exceedances by Preprocessing and Ensemble Artificial Intelligence Techniques：Case Study of Hong Kong［J］. Environmental Modelling and Software，2016，84：290-303.

［26］ Groover M P，Weiss M，Nagel R N，et al. Industrial Robotics：Technology，Programming，and Applications (second edition)［M］. New Delhi：McGraw-Hill，2012.

［27］ Guo G，Zhang N. A survey on deep learning based face recognition［J］. Computer vision and image understanding，2019，189：102805.

［28］ Haenlein M，Kaplan A. A Brief History of Artificial Intelligence：On the Past，Present，and Future of Artificial Intelligence［J］. California Management Review，2019，61(4)：5-14.

［29］ Harrison T，Luna-Reyes L，Pardo T，et al. The Data Firehose and AI in Government［C］// 20th Annual International Conference on Digital Government Research. 2019：171-176.

［30］ Hengstler M，Enkel E，Duelli S. Applied Artificial Intelligence and Trust-The Case of Autonomous Vehicles and Medical Assistance Devices［J］. Technological Forecasting and Social Change，2016，105：105-120.

［31］ Hollander A S，Icerman R C. Capital Budgeting in Governments：The Feasibility of Artificial Intelligence Technology［J］. Expert Systems with Applications，1991，3(1)：109-116.

［32］ Jerry L. Comparing pommes and naranjas［EB/OL］. http://www. laiserin. com，2002. (2002).

［33］ Jiang F，Jiang Y，Zhi H，et al. Artificial Intelligence in Healthcare：Past，Present and Future ［J］. Stroke and Vascular Neurology，2017，2(4)：230-243.

［34］ Kajita S，Hirukawa H，Harada K，et al. Introduction to Humanoid Robotics［M］. Springer，2014.

［35］ Kankanhalli A，Charalabidis Y，Mellouli S. IoT and AI for Smart Government：A Research Agenda［J］. Government Information Quarterly，2019，36(2)：304-309.

［36］ Keilis-Borok V I，Soloviev A A，Allègre C B，et al. Patterns of Macroeconomic Indicators Preceding the Unemployment Rise in Western Europe and the USA［J］. Pattern Recognition，2005，38(3)：423-435.

［37］ Khanna S，Sattar A，Hansen D. Artificial Intelligence in Health — The Three Big Challenges ［J］. Australasian Medical Journal，2013，6(5)：315-317.

［38］ Kiyokawa K，Iwasa H，Takemura H，et al. Collaborative immersive workspace through a shared augmented environment［J］. Intelligent Systems in Design and Manufacturing，1998，3517(March 2014)：2-13.

［39］ Kiyokawa K，Takemura H，Yokoya N. Seamless Design：A Face-to-face Collaborative Virtual/Augmented Environment for Rapid Prototyping of Geometrically Constrained 3-D Objects［J］. International Conference on Multimedia Computing and Systems — Proceedings，1999，2(October 2013)：447-453.

［40］ Krueger M W. Artificial reality II［M］. Addison-Wesley Professional. (1991).

［41］ Laï M C，Brian M，Mamzer M F. Perceptions of Artificial Intelligence in Healthcare：Findings from a Qualitative Survey Study among Actors in France［J］. Journal of Translational Medicine，2020，18(1)：1-13.

［42］ Lee J，Kao H A，Yang S. Service innovation and smart analytics for Industry 4.0 and big data environment［C］. Procedia CIRP，2014，16.

［43］ Liu K F-R，Yu C-W. Integrating Case-Based and Fuzzy Reasoning to Qualitatively Predict Risk in an Environmental Impact Assessment Review［J］. Environmental Modelling & Software，2009，24(10)：1241-1251.

［44］ Liu Y，Teichert T，Rossi M，et al. Big data for big insights：Investigating language-specific drivers of hotel satisfaction with 412,784 user-generated reviews[J]. Tourism Management, 2017, 59.

[45] Lynch C. Big data: How do your data grow? [J]. Nature, 2008, 455(7209).

[46] Manyika J, Chui Brown M, B, J. B, Dobbs R, Roxburgh C, Hung Byers A. Big data: The next frontier for innovation, competition and productivity[J]. McKinsey Global Institute, 2011(June).

[47] Marda A, Elhamzaoui S, El Mansari A, et al. Evaluation of Changes in Cariogenic Bacteria in a Young Moroccan Population with Fixed Orthodontic Appliances[J]. International Journal of Dentistry, 2018, 2018.

[48] Milano M, O'Sullivan B, Gavanelli M. Sustainable Policy Making: A Strategic Challenge for Artificial Intelligence[J]. AI Magazine, 2014, 35(3): 22-35.

[49] Milgram P, Kishino F. A Taxonomy of Mixed Reality Visual Displays[J]. IEICE Transactions on Information and Systems, 1994, 77(12): 1321-1329.

[50] Mizoguchi F. Development of a Seamless Information Environment: Information Network Using ISDN[J]. Telematics and Informatics, 1994, 11(3): 225-235.

[51] Mrowczynska B, Ciesla M, Krol A, et al. Application of Artificial Intelligence in Prediction of Road Freight Transportation[J]. PROMET — Traffic&Transportation, 2017, 29 (4): 363-370.

[52] Najafabadi M M, Villanustre F, Khoshgoftaar T M, et al. Deep learning applications and challenges in big data analytics[J]. Journal of Big Data, 2015, 2(1).

[53] Nayar P K. Our Biometric Future: Facial Recognition Technology and the Culture of Surveillance. By Kelly A. Gates[J]. Margins, 2014, 2(1).

[54] Neelima G, Lakshmi J V, Reddy G L. Evolution of Technologies and 5G Technology Overview[J]. Imperial Journal of Interdisciplinary Research, 2017, 3(2): 165-169.

[55] Nilsson N J. The quest for artificial intelligence[M]. Cambridge University Press, 2009.

[56] Nissan E. Digital Technologies and Artificial Intelligence's Present and Foreseeable Impact on Lawyering, Judging, Policing and Law Enforcement[J]. AI and Society, 2017, 32 (3): 441-464.

[57] Niu J, Tang W, Xu F, et al. Global Research on Artificial Intelligence from 1990—2014: Spatially-Explicit Bibliometric Analysis[J]. ISPRS International Journal of Geo-Information, 2016, 5(5): 1-19.

[58] Ozoegwu C G. The Solar Energy Assessment Methods for Nigeria: The Current Status, the Future Directions and a Neural Time Series Method[J]. Renewable and Sustainable Energy Reviews, 2018, 92(May 2017): 146-159.

[59] Panwar N, Sharma S, Singh A K. A Survey on 5G: The Next Generation of Mobile Communication[J]. Physical Communication, 2016, 18(2):64-84.

[60] Phillips P J, Wechsler H, Huang J, et al. The FERET database and evaluation procedure for

face-recognition algorithms[J]. Image and vision computing，1998，16(5)：295-306.

[61] Pilkington，M. Blockchain technology：principles and applications[M]. Research handbook on digital transformations，Edward Elgar Publishing，2016.

[62] Rigas E S，Ramchurn S D，Bassiliades N. Managing Electric Vehicles in the Smart Grid Using Artificial Intelligence：A Survey[J]. IEEE Transactions on Intelligent Transportation Systems，2015，16(4)：1619-1635.

[63] Saltman R G. Computerized Voting[M]. YOVITS M C B T-A in C，ed.. Elsevier，1991：255-305.

[64] Seiber J. Teaching Surgical Skills — Changes in the Wind[J]. Journal of Agricultural and Food Chemistry，2006，54(1)：1-12.

[65] Saltman R G. Computerized Voting[M].Yovits M C. Advances in Computers. Elsevier，1991：255-305.

[66] Shafi M，Molisch A F，Smith P J，et al. 5G：A Tutorial Overview of Standards，Trials，Challenges，Deployment and Practice[J]. IEEE Journal on Selected Areas in Communications，2017，99:1-1.

[67] Sharafi A，Iranmanesh H，Amalnick M S，et al. Financial Management of Public Private Partnership Projects Using Artificial Intelligence and Fuzzy Model[J]. International Journal of Energy and Statistics，2016，04(02)：1650007.

[68] Skiba M，Mrówczyńska M，Bazan-Krzywoszańska A. Modeling the Economic Dependence between Town Development Policy and Increasing Energy Effectiveness with Neural Networks. Case Study：The Town of Zielona Góra[J]. Applied Energy，2017，188：356-366.

[69] Slater M，Sanchez-Vives M V. Enhancing our lives with immersive virtual reality[J]. Frontiers Robotics AI，2016，3(74).

[70] Steuer J. Defining Virtual Reality：Dimensions Determining Telepresence[J]. Journal of Communication，1992，42(4)：73-93.

[71] Sun S，Xie Z，Yu K，et al. COVID-19 and Healthcare System in China：Challenges and Progression for a Sustainable Future[J]. Globalization and Health，2021，17(1)：1-8.

[72] Takeuchi H，Kodama N. Validity of association rules extracted by healthcare-data-mining[C]. 2014 36th Annual International Conference of the IEEE Engineering in Medicine and Biology Society，EMBC 2014，2014.

[73] Tapscott A，Tapscott D. How blockchain is changing finance[J]. Harvard Business Review，2017，1(9)：2-5.

[74] Topol E J. High-Performance Medicine：The Convergence of Human and Artificial Intelligence[J]. Nature Medicine，2019，25(1)：44-56.

[75] Turk M，Pentland A. Eigenfaces for recognition[J]. Journal of cognitive neuroscience，1991，3(1)：71-86.

[76] Van Nederveen G A，Tolman F P. Modelling multiple views on buildings[J]. Automation in

Construction，Elsevier，1992，1(3)：215-224.

[77] Vidoni R，García-Sánchez F，Gasparetto A，et al. An Intelligent Framework to Manage Robotic Autonomous Agents[J]. Expert Systems with Applications，2011，38(6)：7430-7439.

[78] Vince J. Introduction to virtual reality[M]. Springer Science & Business Media，2004.

[79] Wall L D. Some Financial Regulatory Implications of Artificial Intelligence[J]. Journal of Economics and Business，2018，100：55-63.

[80] Wang H，Xu Z，Fujita H，et al. Towards felicitous decision making：An overview on challenges and trends of Big Data[J]. Information Sciences，2016，367-368.

[81] Wu X，Zhu X，Wu G Q，et al. Data mining with big data[J]. IEEE Transactions on Knowledge and Data Engineering，2014，26(1).

[82] Yaeger K A，Martini M，Yaniv G，et al. United States Regulatory Approval of Medical Devices and Software Applications Enhanced by Artificial Intelligence[J]. Health Policy and Technology，2019，8(2)：192-197.

[83] Yifei Y，Longming Z. Application scenarios and enabling technologies of 5G[J]. China Communications，2015，11(11)：69-79.

[84] Yli-Huumo J，Ko D，Choi S，et al. Where is current research on Blockchain technology? — A systematic review[J]. PLoS ONE，2016，11(10)：1-27.

[85] Zhang Y，Chen M，Mao S，et al. CAP：Community activity prediction based on big data analysis[J]. IEEE Network，2014，28(4).

[86] Zhang Y，Qiu M，Tsai C W，et al. Health-CPS：Healthcare cyber-physical system assisted by cloud and big data[J]. IEEE Systems Journal，2017，11(1).

[87] Zheng Z，Xie S，Dai H，et al. An Overview of Blockchain Technology：Architecture，Consensus，and Future Trends[C]//Proceedings — 2017 IEEE 6th International Congress on Big Data，BigData Congress 2017，557-564.

[88] IMT-2020(5G)推进组.(2015).5G 概念白皮书.

[89] 蔡萌萌,张巍巍,王泓霖.大数据时代的数据挖掘综述[J].价值工程,2019,38(5):155-157.

[90] 程学旗,靳小龙,王元卓,等.大数据系统和分析技术综述[J].软件学报,2014,25(9):1889-1908.

[91] 顾向东,吴锦华,赵文凯,等.BIM 技术在医院建设项目全生命周期的应用[J].建筑经济,2018.

[92] 胡志刚,王欣,李海波.从商业智能到科研智能:智能化时代的科学学与科技管理[J].科学学与科学技术管理,2021,42(1):3-20.

[93] 华为技术有限公司.5G 时代十大应用场景白皮书[R].2018:1-28.

[94] 华为区块链技术开发团队.区块链技术及应用[M].北京:清华大学出版社,2019.

[95] 李国杰,程学旗.大数据研究:未来科技及经济社会发展的重大战略领域——大数据的研究现状与科学思考[J].中国科学院院刊,2012,27(6):647-657.

[96] 李国杰.对大数据的再认识[J].大数据,2015,1:1-9.

［97］孟小峰,慈祥.大数据管理:概念、技术与挑战[J].计算机研究与发展,2013,50(1):146-169.

［98］孟小峰,杜治娟.大数据融合研究:问题与挑战[J].计算机研究与发展,2016,53(2):231-246.

［99］上海申康医院发展中心,上海市同济医院,同济大学复杂工程管理研究院.上海市级医院智慧后勤管理系统建设与运维指南[M].上海:同济大学出版社,2020.

［100］宋晓晴,刘坤彪.基于大数据分析技术的商业智能在电子商务数据分析中的应用[J].商场现代化,2020(20):29-31.

［101］陶雪娇,胡晓峰,刘洋.大数据研究综述[J].系统仿真学报,2013,25(S1):142-146.

［102］王元卓,靳小龙,程学旗.网络大数据:现状与展望[J].计算机学报,2013,36(6):1125-1138.

［103］杨鹏,张普宁,吴大鹏,等.物联网:感知、传输与应用[M].北京:电子工业出版社,2020.

［104］余雷,张建忠,蒋凤昌,等.BIM在医院建筑全生命周期中的应用[M].上海:同济大学出版社,2017.

［105］袁周阳,李超杰.5G通信技术应用场景及关键技术探讨[J].信息通信,2017(7):260-261.

［106］赵军辉,张青,苗邹丹.物联网通信技术与应用[M].武汉:华中科技大学出版社,2019.

［107］张建忠,李永奎,曹玲燕,等.国内外智慧医院建设研究[J].中国医院管理,2018,38(12):64-66.

［108］张建忠,李永奎,张艳,等.智慧医院项目的建设与运维管理研究[J].建筑经济,2018,39(06):57-60.